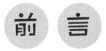

中医药学包含着中华民族的健康养生理念及其实践经验，是中华文明的瑰宝。在数千年的磨砺中，中医学积累了丰富的宝贵经验。从流传几千年的针灸、推拿，到拯救数百万人生命的抗疟药物青蒿素；从泳坛名将菲尔普斯在里约奥运会上，向世界展示了火罐在身上烙下的"中国印"，到 G20 峰会期间，许多外宾和记者朋友寻访中医方面的服务；从一千多年前张仲景因瘟疫流行而潜心研究医学，最终写出了我国第一部临床治疗学方面的巨著《伤寒杂病论》，到近年来中医药在治疗疾病方面取得了明显成效，无不体现了中医药的重要性。《关于促进中医药传承创新发展的意见》指出："传承创新发展中医药是新时代中国特色社会主义事业的重要内容，是中华民族伟大复兴的大事，对于坚持中西医并重、打造中医药和西医药相互补充协调发展的中国特色卫生健康发展模式，发挥中医药原创优势、推动我国生命科学实现创新突破，弘扬中华优秀传统文化、增强民族自信和文化自信，促进文明互鉴和民心相通、推动构建人类命运共同体具有重要意义。"

为了帮助渴望了解中医、学习中医的读者更快地迈进中医的大门，漫画中医系列对中医学知识进行了提炼，挑选出最基础、最核心和最实用的知识点，用漫画图解的形式，帮助读者快速理解和掌握。考虑到中医爱好者的实际需求，漫画中医系列从中医基础理论、中医诊断学、中药学、针灸腧穴学等方面入手，希望能从多角度帮助读者学习中医。

特别值得一提的是，漫画中医系列用幽默生动、趣味十足的漫画图解方式，简明而形象地传达出中医学的关键知识点，对于抽象的理论和易混知识点都配以表格、示意图等，为热爱中医、想探究中医奥秘的普通读者开启了一条快乐学中医的新路。同时，本丛书还特邀了北京中医药大学相关学科的教授担任主审，确保内容科学准确。希望本丛书能让更多人从"零"开始走近中医，接触中医，了解中医，感悟中医，用大众最喜爱的方式轻松学习中医，并在日常生活中指导养生保健。

当然，由于时间有限，书中内容难免有不足或欠妥之处。在此诚心恳请广大读者在阅读中及时记录并反馈给我们，以便及时对丛书进行修订完善。

编者

2021 年 8 月

目 录

第一章
认识中医，从了解中医学说开始

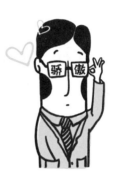
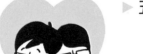
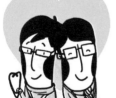

第二章
中医是怎样认识疾病的

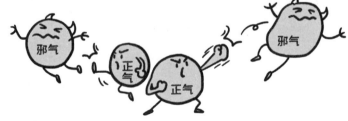

第三章
中医是怎样诊断疾病的

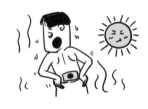

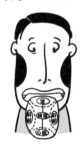

第四章
了解中药常识，正确使用中药

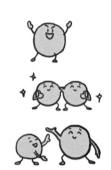

第五章

熟悉经络腧穴，为针灸推拿打好基础

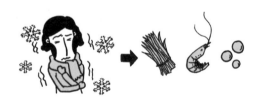

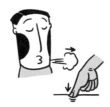

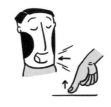

附：科学食疗，了解食物的性质与分类

第一章

认识中医，从了解中医学说开始

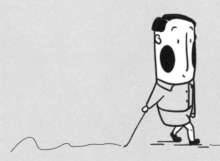

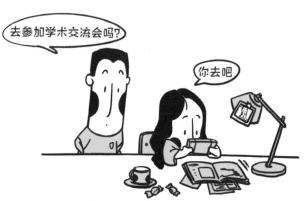

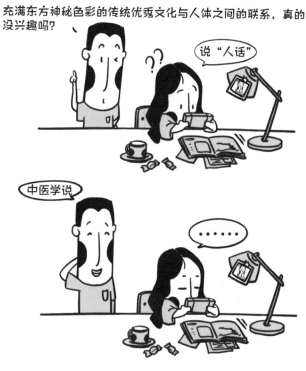

什么是中医

什么是中医

中医学是我国优秀传统文化的一个重要组成部分，是中华民族在长期的生活与生产实践中，逐渐积累、不断发展而形成的具有独特理论风格和丰富诊疗经验的医学体系。它以整体观念和辨证论治为重要特征，以自然疗法为主要形式。历史上它曾为中华民族的繁衍昌盛做出了巨大贡献，至今仍然在人类的医疗和保健事业中发挥着重要作用。中医学以其独特的理论体系和卓越的诊疗效果独立于世界医学之林，并通过其现代化的研究与发展，正在以崭新的面貌走向世界。

中医的特点

整体观念

中医学认为，人体是一个有机的整体，构成人体的各组成部分，在结构上不可分割，在功能上相互协调、相互为用，在病理上相互影响。人体与自然环境有着密切的关系，人类在适应自然、改造自然的斗争中维持着正常的生命活动。这种内外环境的统一性、人体自身的整体性的思想，称为整体观念。

人与自然界的统一性

自然环境	生理	病理	疾病防治
季节气候变化	生理活动适应调节	形成四时多发病	顺时养生
昼夜晨昏改变	气血阴阳消长变化	影响病情的轻重	因时制宜
地理环境差异	形成体质上的差异	易致地方性疾病	因地制宜

五脏一体观

系统	五脏	六腑	五体	官窍	经脉	精、气、血、津液
心系统	心	小肠	脉	舌	手少阴心经 手太阳小肠经	构成人体的物质，脏腑功能的基础
肝系统	肝	胆	筋	目	足厥阴肝经 足少阳胆经	
脾系统	脾	胃	肉	口	足太阴脾经 足阳明胃经	
肺系统	肺	大肠	皮	鼻	手太阴肺经 手阳明大肠经	
肾系统	肾	膀胱	骨	耳及二阴	足少阴肾经 足太阳膀胱经	

❀ 辨证论治 ❀

辨证论治是中医认识疾病和治疗疾病的基本原则，也是中医学的基本特点之一。所谓辨证，就是将四诊（望、闻、问、切）所收集的资料、症状和体征，通过分析和综合，辨清疾病的部位、原因和性质以及正邪盛衰的关系，概括判断为某种病理性质的证。论治（施治），则是根据辨证的结果，确定相应的治疗方法。辨证论治的过程，就是认识疾病和治疗疾病的过程。辨证与论治是诊治疾病过程中不可分割的两个方面，是中医学理、法、方、药在临床上的具体运用，是指导中医临床工作的基本原则。

中医在临床诊治疾病方面，既辨病又辨证，但重点在辨证。如感冒，病邪在表，但由于病因和机体的反应不同，常可表现为风寒表证和风热表证两种不同性质的证，因而在治疗上给予辛温解表和辛凉解表的不同方法，所用的方剂也不同。

中医的理论体系

1 中医学的哲学基础

包括精气学说、阴阳学说、五行学说。

2 中医学对正常人体生理的认识

包括藏象、经络、气血、津液等。

3 中医学对疾病及其防治的认识

包括病因、发病、病机等内容，以及中医养生和治病原则。

中医"治未病"

预防疾病，是指采取一定的保护措施防止疾病的发生及发展，中医称之为"治未病"。治未病是中医治疗学的一个基本原则，包括未病先防和既病防变两个方面。

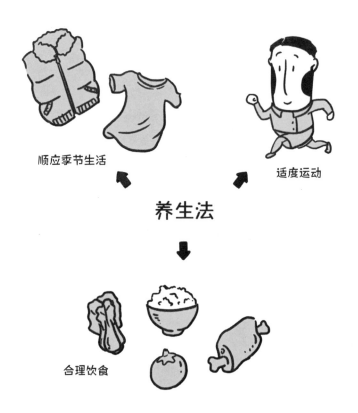

顺应季节生活

适度运动

养生法

合理饮食

未病先防，即在疾病发生之前，做好各种预防工作，以防止疾病的发生。未病先防是最理想也是最积极的防病措施。

要防病必先强身，欲强身必重摄生。摄生又称养生，是根据生命发展的规律，采取能够保养身体、减少疾病、增进健康、延年益寿的手段，所进行的保健活动。

中医养生学是在中华民族文化为主体背景下发生发展

起来的，具有中医特色的，研究人类生命规律，阐述增强体质、预防疾病以延年益寿的理论和方法的学说。它把精、气、神作为人身之三宝，视为养生的核心，强调养生之道必须法于阴阳，和于术数，形神并养，协调阴阳，谨慎起居，和调脏腑，动静适宜，养气保精，综合调养。

养生是最积极的预防措施，对增进健康、延年益寿、提高生命质量具有普遍意义。除摄生防病外，还应注意防止病邪的侵害。

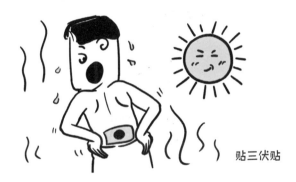

贴三伏贴

既病防变

既病防变，是指未病之时，注重防患于未然，一旦发病，当注意早期诊断和早期治疗。

早期诊断以防止疾病由轻浅而危笃，所谓"见微知著，弥患于未萌，是为上工。"（《医学心悟》）早期治疗可截断病邪传变途径，先安未受邪之地，以防止疾病传变。早期诊断、治疗，是既病防变的关键，一方面可控制病邪蔓延，

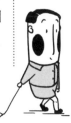

另一方面又可以避免正气的过度损耗，易于治疗和恢复健康。

　　及时控制病情，防止疾病传变扩散是既病防变的一种非常重要的方法。一般说来，疾病的传变是有一定规律的，其传变的结果，使得病情越来越深入，愈来愈复杂，也越来越难治。因此，掌握疾病的发展传变规律，及时采取治疗措施，可以防止病情进一步发展或者恶化。

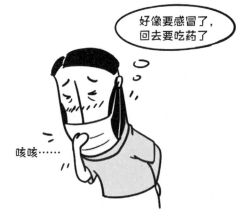

　　中医学十分重视对疾病的预防，不仅用阴阳学说来阐发摄生学说的理论，而且摄生的具体方法也是以阴阳学说为依据的。阴阳学说认为，人体的阴阳变化与自然界四时阴阳变化协调一致，就可以延年益寿。因而主张顺应自然，春夏养阳，秋冬养阴，精神内守，饮食有节，起居有常，做到"法于阴阳，和于术数"（《素问·上古天真论》）。借以保持机体内部以及机体内外环境之间的阴阳平衡，达到增进健康、预防疾病的目的。

气一元论

气一元论，简称"气论"，是古人认识和阐释物质世界的构成及其运动变化规律的宇宙观。古人在长期的生活实践和观察认识自然的过程中，抽象概括出了气的概念，并赋予其丰富的内涵，用于说明宇宙的本体、万物的起源与演化和各种自然现象，建立了以气为本原的宇宙观。精气学说是气一元论的早期概念，其以气（精气）为世界万物的本原，是宇宙万物生成的共同物质基础，形成了气一元论的雏形。

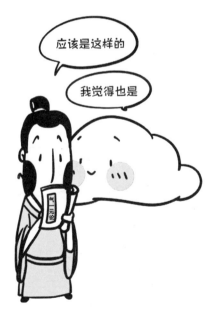

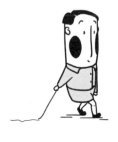

气一元论的基本内容

1 气是物质

气最基本的特性是物质性。充满宇宙间的气，是构成万物的基本物质。天地山川、人禽草木、日月水火都是由物质的气构成。

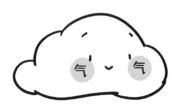

2 气是万物的本原

气一元论认为，气是构成天地万物包括人类的共同原始物质。宇宙中的一切事物和现象，都是由气构成的，气的运动推动着宇宙万物的发生发展和变化。人与万物同源于气，但人类与宇宙中的他物不同，不仅有生命，还有精神活动，是由"精气"，即气中的精粹部分所化生。气也是维持生命活动的基本物质。

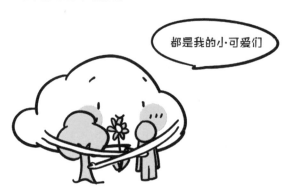

都是我的小可爱们

3 气的运动是万物变化的根源

气的运动，称为气机，是物质世界存在的基本形式。运动不息、流行不止、变化无穷是气的基本特性之一。升、降、出、入、聚、散是气运动的基本形式。升与降、出与入、聚与散，既相互对立，又保持着协调平衡关系。

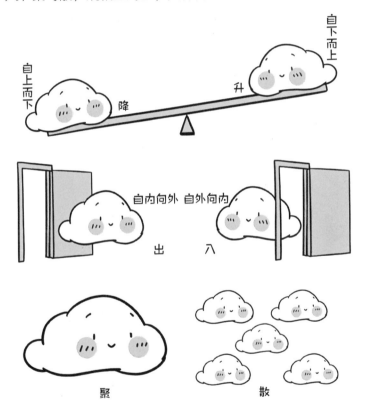

气的变化，称为气化。气的运动是宇宙产生各种变化的动力。万物以气为本原，万物的生长衰亡、形态变化、盈亏虚实，皆是气化的结果。

4 气是天地万物相互联系的中介

气是天地万物的共同本原，天地万物之间又充斥着无形之气，无形之气与有形实体进行着各种形式的交换活动，因而成为天地万物相互联系、相互作用的中介物质。

气一元论在中医学中的应用

1 构建天人合一整体观

中医学运用气一元论的思想，从自然环境、社会环境、时间、空间等综合因素研究人的生命与健康，指导疾病的诊断、防治与康复等，从而构建中医学天人合一的整体观。

2 阐释人体生命活动

气的运动是生命活动的根本，气化是生命活动的基本

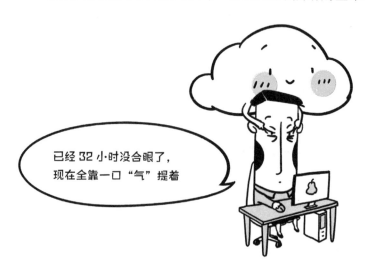

已经 32 小时没合眼了，现在全靠一口"气"提着

形式。自然界天地之气的变化，精、气、血、津液等生命物质的新陈代谢及相应的能量与信息转化，生长壮老已的生命过程等，都是气运动变化的体现。若气的运动变化停止，则意味着生命终止。

3 解释人体疾病变化

人体之气的异常变化，可因气的生成不足发为气虚；也可因气的升降出入运动失常导致气机失调，发为气滞、气逆、气陷、气闭、气脱等。另外，中医学将各种致病因素，称为"邪气"。《素问·举痛论》说："百病生于气也。"自然界气候异常或人体抗病能力下降时，邪气就会侵袭人体，称为"六淫"之气；具有强烈传染性和致病性的邪气，称为"疠气"，是引起疾病的外感病因。情志内伤、饮食劳逸所伤等，是引起疾病的内伤病因，可导致脏腑阴阳气血功能失常。

4 指导疾病的诊治

脏腑之气的盛衰及其功能强弱，可通过气的介导而反映于体表，如"心气通于舌""肝气通于目""脾气通于口""肺气通于鼻""肾气通于耳"等。因此，中医学通过望、闻、问、切四诊，审神色声音，观五官九窍，察五脏病形，可以判断人体之气的运行和虚实状态。由于气的运动失常是人体疾病的基本病机，所以调理气机是中医学主要的治疗法则之一。

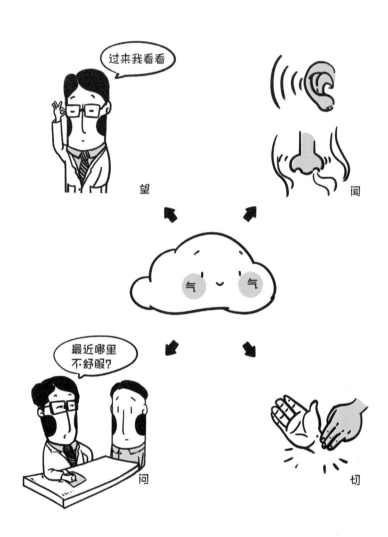

阴阳学说

阴阳学说的基本内容

阴阳的对立制约

○定义 自然界的一切事物或现象都存在着相互对立的阴阳两个方面。

○举例 上与下、左与右、天与地、昼与夜等。

○说明

（1）既是对立的，又是统一的，统一是对立的结果。

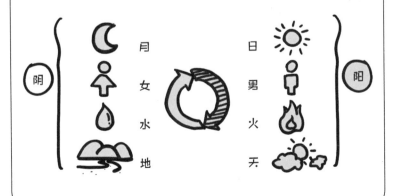

（2）阴阳两个方面的相互对立，主要体现于它们之间的相互制约、相互消长。

（3）阴与阳相互制约和相互消长的结果，取得了统一，即取得了动态平衡，称之为"阴平阳秘"。

（4）阴阳相互制约的过程也就是相互消长的过程，没有消长就没有制约。"动极者镇之以静，阴亢者胜之以阳"，即是对立制约关系的具体体现。

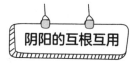

阴阳的互根互用

◦**定义** 阴阳双方既相互对立，又相互依存，任何一方都不能脱离另一方而单独存在。

◦**举例**《素问·阴阳应象大论》云："阴在内，阳之守也；阳在外，阴之使也。"

◦**说明**

（1）"孤阴不生，独阳不长"是由于某种原因，阴和阳之间的互根互用关系受到破坏，也就是说，机体的物质与物质之间、功能与功能之间、物质与功能之间的互根互用关系失常，机体的生生不息之机也就遭到破坏，甚则"阴阳离决，精气乃绝"而死亡。

（2）阴阳的互根互用是阴阳转化的内在根据，阴和阳可以在一定的条件下，各自向着自己相反的方面转化。

阴阳的消长平衡

定义 阴和阳之间的对立制约、互根互用，并不是处于静止不变的状态，而是始终处于不断的运动变化之中，即在一定限度、一定时间内的"阴消阳长""阳消阴长"中维持着相对的平衡。

举例 由夏至到冬至，是阴长阳消的过程；由冬至到夏至，则是阴消阳长的过程。

说明

（1）相对平衡，是指阴阳消长的某阶段可以存在不平衡，但就消长的全过程来说，还是处于大致的平衡状态。

（2）阴阳消长的相对平衡，其重要性和必要性是不可忽视的。因为只有不断地消长和不断地平衡，才能推动事物的正常发展，对人体来说也就能维持正常的生命活动。

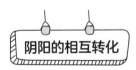

阴阳的相互转化

定义 阴阳对立的双方在一定的条件下，可以各自向其相反的方向转化，即阴可以转化为阳，阳可以转化为阴。

◦举例 一般表现在事物变化的"物极"阶段，即"物极必反"，是一个由量变到质变的过程。

◦说明

（1）阴阳的互根是转化的内在根据，阴阳双方发展到"极"或"重"的程度，为转化的条件。

（2）阴阳是事物的相对属性，因而存在着无限可分性。阴阳的对立制约、互根互用、消长平衡和相互转化等，说明阴和阳之间的相互关系不是孤立、静止、不变的，而是互相联系、互相影响、相反相成的。

阴 ━━━━━━━━━━━━━━ 阳

阴阳学说在中医学中的应用

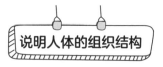

说明人体的组织结构

◦说明 根据阴阳对立统一的观点，认为人体是一个有机整体，人体内部充满着阴阳对立关系，所谓"人生有形，不离阴阳"（《素问·宝命全形论》）。

⌐应用⌐

根据人体的形态部位和功能特点对阴阳进行具体划分，即背为阳，腹为阴，心为阳中之阳，肺为阳中之阴，肝为阴中之阳，肾为阴中之阴，脾为阴中之至阴。

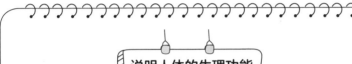

说明人体的生理功能

⌐说明⌐ 人体的正常生命活动，是阴阳两个方面保持对立统一的协调关系的结果。

⌐应用⌐ "阴平阳秘，精神乃治；阴阳离绝，精气乃绝。"（《素问·生气通天论》）

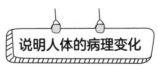

说明人体的病理变化

⌐说明⌐

（1）疾病的发生及其病理过程，是因某种原因而使阴阳失去平衡协调所致。尽管疾病的病理变化复杂多端，但均可用阴阳失调，即阴阳的偏胜偏衰来概括。

（2）根据阴阳互根互用，机体的任何一方虚到一定程度时，必然导致另一方的不足。

（3）阴阳失调的病理现象，还可以在一定的条件下，各自向相反的方向转化。

应用

（1）阴阳偏胜包括阳胜则热和阴胜则寒，是属于阴阳任何一方高于正常水平的病变。阴阳偏衰包括阳虚则寒和阴虚则热，是属于阴阳任何一方低于正常水平的病变。

（2）阳损及阴、阴损及阳和阴阳俱损。

（3）阳证可以转化为阴证，阴证可以转化为阳证，即所谓"重寒则热，重热则寒""重阴必阳，重阳必阴"（《素问·阴阳应象大论》）。

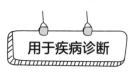

用于疾病诊断

说明 由于疾病的发生、发展变化的内在原因在于阴阳失调，因此望、闻、问、切四诊都应以分辨阴阳为首务，正所谓"善诊者，察色按脉，先别阴阳"（《素问·阴阳应象大论》）。

应用

（1）证候分阴阳，其中表、实、热为阳，里、虚、寒为阴。

（2）疾病现象分阴阳，面色鲜明为阳，面色晦暗为阴；声音高亢有力为阳，低怯无力为阴；寸脉为阳，尺脉为阴；数脉为阳，迟脉为阴；脉至为阳，脉去为阴；浮大洪滑为阳，沉小细涩为阴。

用于疾病治疗

说明

（1）阴阳偏胜者，采用"损其有余""实者泻之"的原则。阳胜则热属实热证者，治以"热者寒之"的方法；阴胜则寒属实寒证者，治以"寒者热之"的方法。

（2）阴阳偏衰者，采用"补其不足""虚者补之"的原则。

（3）张景岳根据阴阳互根的原理，提出了阴中求阳、阳中求阴的治法，指出"善补阳者，必于阴中求阳，则阳得阴助而生化无穷；善补阴者，必于阳中求阴，则阴得阳升而泉源不竭"（《景岳全书·新方八阵·补略》）。阴虚不能制阳而致虚热者，用滋阴壮水之法，以制阳亢火盛，所谓"壮水之主，以制阳光"，《内经》称这种治疗原则为"阳病治阴"；阳虚不能制阴而造成阴盛而致虚寒者，用扶阳益火之法，以消退阴盛，所谓"益火之源，以消阴翳"，《内经》称这种治疗原则为"阴病治阳"。

应用

归纳药物的性能，主要靠药物的气（性）、味和升降浮沉来决定。四气分阴阳，即温热为阳，寒凉为阴；五味分阴阳，即辛、甘、淡为阳，酸、苦、咸为阴；升降浮沉分阴阳，即升浮为阳，沉降为阴。

五行学说

五行学说的基本内容

五行，是指木、火、土、金、水五种物质的运行变化。

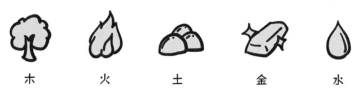

| 木 | 火 | 土 | 金 | 水 |

最初人们只认识到这五种物质是人类生活中不可缺少的东西，后来人们把这五种物质的相互关系加以抽象推演，用来说明整个物质世界，形成了五行学说。

五行特性表

五行特性	说明	引申
"木曰曲直"	指树木生长的形态都是枝干曲直向上、向外舒展	具有生长、升发、条达、舒畅等作用或性质的事物，均归属于木
"火曰炎上"	指火具有温热、上升的特性	具有温热、升腾作用的事物，均归属于火
"土爰稼穑"	指土有承载、化生万物的作用	具有生化、承载、受纳作用的事物，均归属于土
"金曰从革"	指金具有可熔铸变革的特性	具有清洁、肃降、收敛等作用的事物，均归属于金
"水曰润下"	指水具有滋润、向下的特性	具有寒凉、滋润、趋下、闭藏的事物，均归属于水

五行学说的基本观点认为，宇宙是由木、火、土、金、水五种基本物质构成的。宇宙间一切事物都可用五行的特性进行演绎、推论、归类。五行之间的相生、相克规律是宇宙间各种事物普遍联系的基本法则。

事物五行属性归纳表

自然界							五行	人体						
五音	五味	五色	五化	五气	五方	季节		五脏	五腑	五官	形体	情志	五声	变动
角	酸	青	生	风	东	春	木	肝	胆	目	筋	怒	呼	握
徵	苦	赤	长	暑	南	夏	火	心	小肠	舌	脉	喜	笑	忧
宫	甘	黄	化	湿	中	长夏	土	脾	胃	口	肉	思	歌	哕
商	辛	白	收	燥	西	秋	金	肺	大肠	鼻	皮	悲	哭	咳
羽	咸	黑	藏	寒	北	冬	水	肾	膀胱	耳	骨	恐	呻	栗

五行的相生相克

相生

含义：是指五行之间存在着有序的递相滋生、助长和促进的关系

次序：木 生 → 火 生 → 土 生 → 金 生 → 水 生 → 木

相克

含义：是指五行之间存在着有序的递相克制、制约的关系

次序：木 克 → 土 克 → 水 克 → 火 克 → 金 克 → 木

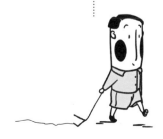

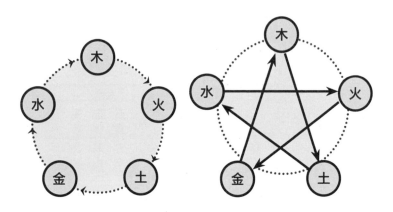

1 相生的次序　　　**2** 相克的次序

五行的相乘与相侮

相乘

　含义：是指五行中一行对其所胜一行的过度制约或克制，又称"过克"

　次序：木 乘 → 土 乘 → 水 乘 → 火 乘 → 金 乘 → 木

　发生原因：太过和不及

　相克与相乘 { 相同点：次序相同
　　　　　　　 不同点：相克表示正常现象，相乘表示异常现象

相侮

　　含义：是指五行中一行对其所不胜一行的反向制约和克制，又称"反克"

　　次序：木 侮 → 金 侮 → 火 侮 → 水 侮 → 土 侮 → 木

　　发生原因：太过和不及

　　相乘与相侮

　　　　区别：相乘是按五行的相克次序发生过度的克制，相侮是与五行相克次序发生相反方向的克制

　　　　联系：发生相乘时，可同时发生相侮；发生相侮时，也可同时发生相乘

1 **相乘的次序**

　　相乘和相克同方向、同次序，但相乘属于异常的相克变化。

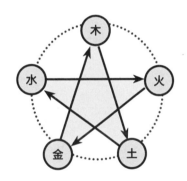

2 **相侮的次序**

　　相侮是和相克反方向的异常相克变化。

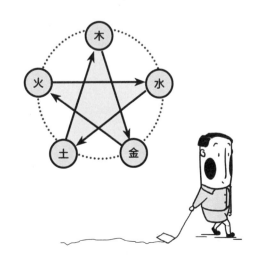

五行学说在中医学中的应用

说明五脏的生理特点及其相互关系

说明五脏的生理特点

根据五行特性说明五脏生理特点及关系表

五行	五脏生理特点	五脏相生	五脏相克
木	肝喜条达、恶抑郁	木生火：肝血济养心脉	木克土：肝气疏泄防脾土壅滞
火	心主血，温煦机体	火生土：心阳温煦脾土	火克金：心火温煦制肺之肃降
土	脾化精微，营养全身	土生金：脾气散精于肺	土克水：脾之运化防肾水泛滥
金	肺喜清肃、下行	金生水：肺肃降助肾行水	金克木：肺气肃降防肝升太过
水	肾为藏精之脏，主水	水生木：肾精涵养肝木	水克火：肾水上行制心火过亢

◇注意 用五行特性只能说明脏腑的部分功能，而不是全部功能，如"肝是体内最大的藏血器官"等功能就无法用五行来说明。

构建天人一体的五脏系统

五行学说将人体脏腑组织结构分别配属五行，同时又将自然界的五方、五时、五气、五味、五色等和人体的五脏六腑、五体、五官等联系起来，这样就把人和自然环境统一起来，表达了天人相应的整体观。

说明五脏之间的生理联系

1 五脏相互滋生的关系（功能上的互助促进）

五脏相互滋生	说明
肝木生心火	肝藏血以济心
心火生脾土	心阳温脾土
脾土生肺金	脾能化生气血，转输精微充养肺金
肺金生肾水	肺金清肃下行，协助肾藏精纳气和主水等功能
肾水生肝木	肾藏精以滋养肝血

2 五脏相互制约的关系

五脏相互制约	说明
肾水克心火	肾水上济于心，防止心火亢盛
心火克肺金	心阳温热，抑制肺金清肃太过
肺金克肝木	肺气肃降，抑制肝阳上亢
肝木克脾土	肝气条达，可疏泄脾土的壅滞
脾土克肾水	脾主运化，能防止肾水泛滥

3 五行制化与五脏的协调平衡

不仅五脏是一个紧密联系着的整体，而且以五脏为中心的五个生理系统同样也是一个密不可分的整体，从而充分地体现了人体内环境的整体统一。

说明五脏病变及其相互影响

说明五脏病变的相互影响

1 以五行规律说明五脏疾病的传变

相生关系的传变包括母病及子和子病犯母两种情况。

Ⓐ

母病及子：母脏之病，传及子脏，又称"母病累子"。临床上常先有母脏的病变，而后出现子脏的病变。

◇**举例** 水不涵木证，即肾阴亏虚，导致肝阳上亢。

肾阴不足（先） —— 母病及子 ——→ 肝肾阴虚，肝阳上亢

⋮　　　　　　　　　　　　　　　　　⋮

耳鸣，腰膝酸软，遗精　　　　　　　眩晕，消瘦，肢体麻木，手足蠕动等

◇**注意** 母病及子为顺相生方向传变，病情较轻，且多为虚证。

Ⓑ

子病犯母：子脏之病，传及母脏，又称"子盗母气"，是指病邪从子脏传来，侵入属母的脏器。临床上常先有子脏的病变，而后出现母脏的病变。

◦ 举例 心肝火旺证、心肝血虚证。

心火旺盛（先） $\longrightarrow$ 肝火亢盛
　　　　　心病犯肝
⋮ ⋮
心烦，口舌生 烦躁易怒，头痛
疮，舌尖红赤 眩晕，面红目赤

心血不足（先） $\longrightarrow$ 心肝血虚
　　　　　子病犯母

◦ 注意 子病犯母为逆相生方向传变，病情较重，且既有实证，也有虚证。

相克关系的传变包括相乘和相侮两种情况。

相乘：相克太过为病。五行中某一行的太过或不及都可以引起相乘。

◦ 举例 属于五行中某一行太过引起相乘者，如木亢乘土，即肝木横逆犯脾胃。

肝气横逆，疏泄太过 $\longrightarrow$ 影响脾胃消化功能
⋮ ⋮
烦躁易怒，胸闷胁 脘腹胀痛，厌食，大便泄泻，
痛，眩晕头痛 纳呆，嗳气，吞酸，呕吐

属于某一行不及导致相乘者，如土虚木乘，即脾胃虚弱，肝对脾胃的相克显得相对增强，从而出现头晕乏力、纳食不化、嗳气、胸胁苦满、腹胀腹痛、肠鸣腹泻等症状。

B

相侮：反克为病。五行中任何一行的太过或不及都可以引起相侮。

◇**举例** 属于五行中某一行太过引起相侮者，如木火刑金，即肝火犯肺证。

肝火偏亢	→	影响肺金清肃
胸胁疼痛，口苦，烦躁易怒，脉弦数		咳嗽，咳痰，甚则痰中带血

属于五行中某一行不及引起相侮者，如土虚水侮，即脾土的虚衰不能制约肾水，从而出现水肿等症状。

◇**注意** 相乘为顺相克方向，助其克伐制约之力，故病情较重；相侮是反克为病，逆相克方向为病，病气受制于正常克制的趋势，故病情较轻。

五行学说认为，五脏病变时的相互传变，都可以用五行之间的生、克、乘、侮来阐明。但由于五行学说不能完全阐释五脏之间的相互关系，所以发生疾病的时候，实际上不能完全用五行生、克、乘、侮来解析，同时临床上由于感受邪气的性质、病人体质等因素的影响，导致疾病的传变并不完全按照五行规律进行。总之，对于五行传变规律，要从实际出发，灵活对待，从而有效地指导临床。

2 用五行术语说明五脏错综复杂的病理变化

五行术语	说明
木火刑金	肝火过旺，反侮肺脏
土壅木郁	脾胃湿热，气机阻滞，导致肝气郁结
土不生金	脾胃虚弱，运化无力，营养不足，导致肺气虚
水不滋木	肾阴不足，不能滋养肝木，肝阴不足，肝阳上亢

说明病理变化和环境的关系

五行学说认为，属于同一五行属性的事物都有着相关的联系，因而人体的五脏和自然界五个季节有着相应的关系，这叫"五脏外应五时"。也就是说，五脏各有所主的季节，并在其所主的季节里容易发病。下面以肝病为例说明五脏病变传变规律。

五脏外应五时	说明	举例
春风合肝	春季多肝病	风病
夏暑合心	夏天多心病	暑邪易伤心
秋燥合肺	秋天多肺病	咳嗽，秋燥易伤肺
长夏合脾	长夏多脾病	湿病，湿邪易伤脾
冬寒合肾	冬季多肾病	寒病，寒邪易伤肾

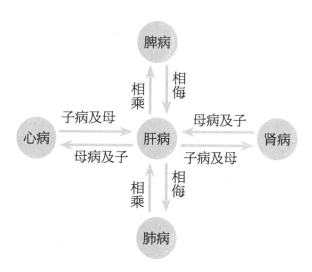

指导疾病的诊断

确定病变部位

  人体是一个有机的整体，当内脏患病时，人体内脏功能活动及其相互关系的异常变化可以反映到体表相应的组织、器官，出现色泽、声音、形态、脉象等多方面的异常变化，由于五脏和五色、五音、五味等通过五行分类归属形成一定的联系，所以在临床诊断时，可以综合望、闻、问、切四诊所得的资料，根据五行的归属及生、克、乘、侮的变化规律来判断病变的脏腑，从而确定病位。

  举例 肝病、心病，肝气犯脾、肾水凌心。

面色——青
口味——酸 ｝ 木 ——→ 肝病
脉——弦

面色——赤
口味——苦 } 火 ——→ 心病（心火亢盛）
脉——洪

{ 脾病面青——肝气犯脾（木乘土）
心病面黑——肾水凌心（水克火）

判断疾病预后

一般情况：脉与色相符。

判断的依据：主色与客色、脉与色的关系。

（1）主色与客色的关系

主色（五脏本色） $\xrightarrow[\text{生（顺）}]{\text{克（逆）}}$ 客色（应时之色）

（2）脉与色的关系

色 $\xrightarrow[\text{生（顺）}]{\text{克（逆）}}$ 脉

○**举例** 以肝病为例。

面色——青
脉——弦 } 木（脉与色相符，这是疾病的一般情况）

面色——青——木
         ↑ 生 } 顺——预后较好
脉——沉——水

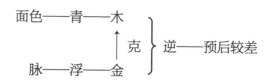

面色——青——木
脉——浮——金
克
逆——预后较差

诊断五脏疾病及推断预后归纳表

五行	望色	五味	脉象	五脏疾病	推断预后
木	青	酸	弦	肝	
火	赤	苦	洪	心	色脉相符——平
土	黄	甘	濡	脾	克色之脉——逆
金	白	辛	浮	肺	生色之脉——顺
水	黑	咸	沉	肾	

指导疾病的治疗

指导脏腑用药

五行指导脏腑用药归纳表

五行	五色	五味	五脏	用药
木	青	酸	肝	山茱萸
火	赤	苦	心	丹参
土	黄	甘	脾	白术
金	白	辛	肺	石膏
水	黑	咸	肾	生地黄

控制疾病的传变

根据五行的传变规律，可以判断五脏病变的发展趋势。

如肝脏患病可以影响到心、肺、脾、肾等脏器，而心、肺、脾、肾的病变也可以影响肝，因此治疗时除了对本脏进行调理外，还要考虑到其他有关脏腑的传变关系，并根据五行的生、克、乘、侮规律进行调整，从而控制疾病的传变和发展。

《难经》曰："见肝之病，则知肝当传之于脾，故先实其脾气。""肝病实脾"就是根据五行相乘的原理来控制疾病传变的治疗原则之一。如肝气太过，木旺必克土，这时就应该采取健脾和胃的方法以防止其传变到脾胃。

然而，临床上疾病是否传变，主要取决于脏腑的功能状态。所谓"虚则传，实则不传"，其中虚是指即将受邪的脏腑，其意思是说，如果脏气虚病邪就会传过来，如果脏气充实就不会传过来，所以《金匮要略》指出："见肝之病，知肝传脾，当先实脾，四季脾旺不受邪，即勿补之。"在脾旺或脾气不虚的时候，就不必再用补脾的方法去阻止病邪的传变。

总之，在临床应用中，对于五行传变，一方面要借助这一规律，采取措施及时控制疾病的传变，另一方面又要从临床实际出发，做到灵活掌握和运用。

确定治则、治法

治疗原则，简称治则，是指治疗疾病的总原则。治法，是在治则的指导下所制定的具体治疗方法。五行学说用于指导确立治则和治法，可以分为两大类：一类是根据相生规律确定的治则和治法；一类是根据相克规律确立的治则和治法。

根据相生规律确立的治则和治法

治则：补母泻子，包括"虚则补其母"和"实则泻其子"。

A

"虚则补其母"：适用于母子关系的虚证。

$$水 \xrightarrow{生} 木$$
$$（母） \qquad （子）$$

肝阴虚 ——————— 滋水涵木
　　　　虚则补其母

$$土 \xrightarrow{生} 金$$
$$（母） \qquad （子）$$

肺气虚 ——————— 补脾气以益肺气
　　　　虚则补其母

B

"实则泻其子"：适用于母子关系的实证。

$$木 \xrightarrow{生} 火$$
$$（母） \qquad （子）$$

肝火炽盛证 ——————— 泻心火以清肝火
　　　　　实则泻其子

治法：在"补母泻子"这一治则指导下确立的具体治法主要有以下 4 种。

滋水涵木法

〔含义〕 通过滋养肾阴以养肝阴的方法，又称"滋肾养肝法""滋补肝肾法""乙癸同源法"。

〔适应证〕 适用于肾阴亏损导致肝阴不足以及肝阳上亢之证。

益火补土法

〔含义〕 通过温肾阳而补脾阳的方法，又称"温肾补脾法""温补脾肾法"。

〔适应证〕 肾阳衰微而导致脾阳不振之证。

〔注意〕 益火补土法的"火"字，原指心，因为五行中心属火，火生土原来应指心火生脾土。但是，由于后世命门学说的发展，"火不生土"的火，就不再指心阳，而是指肾中命门之火——肾阳。

培土生金法

〔含义〕 通过补脾益气而补益肺气的方法，又称"补养脾肺法"。

〔适应证〕 脾胃虚弱导致肺气虚弱证，或肺气虚弱兼见脾运不健者。

D

金水相生法

 含义 滋养肺肾之阴的方法，又称"补肺滋肾法""滋养肺肾法"。

适应证 肺阴亏虚不能滋养肾，或者肾阴不足不能滋养肺阴的肺肾阴虚证。

2 根据相克规律确定的治则和治法

治则：相侮和相乘，均是异常相克的结果，使"弱者更弱，强者更强，形成恶性循环"。弱就是功能衰退，强就是功能亢进。由于异常相克的病理结果不外乎强弱两个方面，因此治疗上就必须抑其强而扶其弱，即"抑强扶弱"。

$$抑强扶弱 \begin{cases} 抑强——适用于相克太过的病证 \\ 扶弱——适用于相克不及的病证 \end{cases}$$

A

抑强

 举例 木旺乘土

肝木横逆犯脾克胃 $\dfrac{肝胃不和}{肝脾不调}$ 疏肝平肝为主

B

扶弱

举例 土虚木乘

脾虚郁滞影响脾胃健运，治疗以和肝为主，兼顾健脾，加强双方功能。

治法：在"抑强扶弱"这一治则指导下确立的具体治法主要有以下 4 种。

A

抑木扶土法

〔含义〕用疏肝健脾或平肝和胃以治疗肝脾不和或肝气犯胃证的方法，又称"疏肝健脾法""平肝和胃法""调理肝脾法"。

〔适应证〕木旺乘土、土虚木乘之证。

B

培土制水法

〔含义〕用健脾利水以治疗水湿停聚证的方法，又称"敦土利水法"。

〔适应证〕适用于脾虚不运，水湿泛滥而致的水肿胀满之证。

C

佐金平木法

〔含义〕通过滋肺阴、清肝火，以治疗肝火犯肺证的方法，又称"滋肺清肝法"。

〔适应证〕肝火犯肺之证。

〔注意〕"佐金平木"的"佐"不是补益，而是帮助、辅佐的意思，主要是辅助肺气肃降。

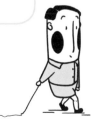

泻南补北法

含义 通过泻心火滋肾水，以治疗心肾不交证的方法，又称"泻火补水法""滋阴降火法"。

适应证 肾阴不足，心火偏亢，水火不济之心肾不交证。

注意 水不制火有两层含义，一是肾阴亏虚不能制约心火，二是指肾阴亏虚，肾中相火偏亢。这是属于一脏本身水火阴阳的偏盛偏衰，不能和五行生克的水不克火混为一谈。

4 指导针灸取穴

在针灸治疗方面，十二经脉中每一条经脉在肘、膝关节以下都有五个特定穴位，称为五输穴。

五输穴与五行对应关系表

五输穴	井	荥	输	经	合
五行	木	火	土	金	水

凡是虚证都可以用补其母经或本经的母穴来治疗。

举例 肝阴虚 {
肾经合穴（水穴）——阴谷
本经合穴（水穴）——曲泉
}

凡是实证都可以用泻其子经或本经的子穴来治疗。

举例 肝实证 {
心经荥穴（火穴）——少府
本经荥穴（火穴）——行间
}

5 指导情志疾病的治疗

精神疗法，主要是用于情志疾病。由于情志是由五脏产生的，五脏之间存在相克关系，所以情志之间也存在着这种关系。临床上可以用情志之间的相互制约来达到治疗目的，称为"情志制约法"。

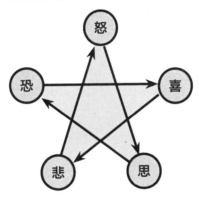

情志制约法，又称以情胜情法，是根据情志及五脏间存在的阴阳五行生克原理，用互相制约、互相克制的情志，来转移和干扰原来对机体有害的情志，借以达到协调情志的目的。例如，怒伤，以忧胜之，以恐解之；喜伤，以恐胜之，以怒解之；忧伤，以喜胜之，以怒解之；恐伤，以思胜之，以忧解之；惊伤，以忧胜之，以恐解之。

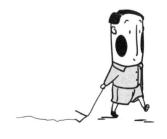

藏象学说

藏象学说的基本内容

藏象学说，又称脏腑学说，是在整体观和阴阳五行学说的指导下，研究人体各脏腑组织器官的生理功能、病理变化及其相互关系的学说。藏，即贮藏，是指隐藏于体内的脏腑器官；象，即形象、征象，指脏腑的生理功能和病理表现于外的征象。

脏腑，是内脏的总称。按照其生理功能特点可分为五脏、六腑和奇恒之腑。五脏，即心、肝、脾、肺、肾；六腑，即胆、胃、小肠、大肠、膀胱、三焦；奇恒之腑，即脑、髓、骨、脉、胆、女子胞（子宫）。

	五脏	六腑	奇恒之腑
内容	心、肝、脾、肺、肾	胆、胃、小肠、大肠、膀胱、三焦	脑、髓、骨、脉、胆、女子胞
共同生理功能	化生和贮藏精气，五脏与精神活动关系密切	受盛和传化水谷	形态中空与六腑相同，功能上贮藏精气，与五脏相似，故称"奇恒之腑"
生理特点	"藏精气而不泻""满而不能实"	"传化物而不藏""实而不能满"	"藏而不泻"

五脏多为实质性器官，其共同生理功能主要是化生气血，贮藏精气，具有"藏而不泻"的特点；六腑多为中空性器官，其共同生理功能主要为受盛和传化水谷，具有"泻而不藏"，以通为用的特点；奇恒之腑，因形态似腑而功能似脏，与脏腑有别，故名奇恒之腑。此外，脏腑学说认为，人的精神情志和意识思维活动与五脏的生理活动密切相关。

脏腑学说的主要特点是以五脏为中心的整体观。以五脏为中心，六腑、奇恒之腑、肢体官窍等通过经络相互联系，共同组成一个有机的整体。精、气、血、津液作为其生理活动的物质基础，相互协调，相互为用，以维持机体内、外环境的相对平衡和稳定，进行正常生命活动。脏与腑之间通过经络互为联系，各脏腑在生理功能上相互联系、相互制约、相互依存、相互为用。

五脏六腑的生理功能

五脏的生理功能

1 肝的生理功能

定义	主疏泄	主藏血
	疏，即疏通 泄，即发泄、升发	指肝有贮藏血液和调节血量的生理功能

	主疏泄	主藏血
生理特点	肝为刚脏，主升、主动	①肝内必须贮存一定的血量，以制约肝的阳气升腾，勿使过亢，以维护肝的疏泄功能，使之冲和条达 ②肝藏血，亦有防止出血的重要作用 ③肝藏血还包含着调节人体各部分血量分配，特别是对外周血量的调节起主要作用 ④藏象学说中还有"肝藏魂"之说，因魂为神之变，与神一样，都以血为物质基础，肝藏血，故藏魂
功能	①调畅气机，对气的升降出入的平衡协调起着调节作用； ②促进脾胃的运化功能； ③调畅情志	
生理作用	①肝的疏泄功能正常，则气机调畅，气血和调，经络通利，脏腑、器官等的活动也就正常； ②肝的疏泄异常，则可出现肝失疏泄或疏泄太过的病理变化； ③通过调节脾的升清与胃的降浊的协调平衡和胆汁的分泌来完成； ④肝通过调畅气机，使气血和调，达到调畅情志的目的；反之，反复持久的情志异常，也会影响肝的疏泄功能； ⑤妇女的排卵、月经来潮和男子的排精，与肝的疏泄也有密切的关系	
在志为怒	①怒是人们在情绪激动时的一种情志变化，大怒则属于一种不良刺激，可使气血上逆，阳气升泄； ②因肝主疏泄，阳气升发为肝之用，故肝在志为怒； ③大怒会造成阳气升发太过而伤肝；反之，若肝阴血不足，阴不制阳，则稍遇刺激，即易发怒	
在液为泪	①泪有濡润和保护眼睛的功能； ②正常情况下，泪液的分泌濡润而不外溢； ③病理情况下，泪液分泌异常，多见肝血不足、风火赤眼、肝经湿热，及情绪变化等情况，故肝在液为泪	

续表

主疏泄	主藏血

在体合筋，其华在爪	①筋即筋膜，附着于骨而聚于关节，是联结关节、肌肉的一种组织； ②筋和肌肉的收缩和弛张，是肢体关节活动的动力； ③由于筋膜有赖于肝血的滋养，故肝主筋，筋得肝血之充养，则运动有力而灵活，故又有肝为"罢极之本"之说； ④爪甲为筋的延续，故称"爪为筋之余"。肝血的盛衰可影响爪甲的荣枯，同时爪甲也是肝血多少的外候，故其华在爪
在窍为目	①目，又称"精明"； ②目的视力有赖于肝气之疏泄和肝血之营养，故肝开窍于目； ③五脏六腑之精气皆上注于目，目与五脏六腑都有内在联系，故又有"五轮学说"

2　心的生理功能

生理功能	说明
主血脉	①主血：全身的血都在脉中运行，依赖于心脏的搏动而输送到全身，发挥其濡养作用； ②主脉：脉道的通利与否，营气、血液的功能正常与否，直接影响着血液的正常运行。而血液的正常运行，必须以维持心脏正常搏动的充沛心气、血液充盈和脉道通利为前提条件
主神志（心主神明）	中医学藏象学说虽将人的精神、意识、思维活动分属于五脏，但主要归属于心的生理功能，故称"心主神明"，或称"藏神"。心为"五脏六腑之大主"。心主神志的物质基础为心主血脉，故《灵枢·本神》曰："心藏脉，脉舍神"

生理功能	说明
在志为喜	心的生理功能活动与精神情志的"喜"有关： ①适度的喜悦属良性刺激，有益于心主血脉等生理功能，故《素问·举痛论》曰："喜则气和志达，营卫通利"； ②喜乐过度，又可使心神受伤。由于心为神明之主，不仅喜能伤心，而且五志过极均能损伤心神
在液为汗	由于汗为津液所化，血与津液同出一源，所以有"汗血同源""汗为心之液"之称
在体合脉，其华在面	脉指血脉，"心合脉"指全身的血脉都属于心。华是光彩之义，"其华在面"是指心的生理功能是否正常，可以显露于面部的色泽变化
在窍为舌	舌为心之外候，舌主司味觉和言语表达功能的正常，与心的生理功能有关，主要有赖于心主血脉和心主神志的生理功能

3 脾的生理功能

	定义	分类特点	生理作用
主运化	指脾具有把水谷化为精微，并将精微物质转输至全身的生理功能	①运化水谷是指对饮食物的消化和吸收，即脾通过其运化功能，将水谷化为精微，再通过其转输和散精功能，将水谷精微"灌溉四旁"，布散至全身。"脾胃为后天之本，气血生化之源"；	①是精、气、血、津液化生的基础，也是脏腑、经络、四肢百骸以及筋肉皮毛等组织的营养来源

续表

	定义	分类特点	生理作用
		②运化水液是指脾对水液的吸收、转输和布散作用，即脾将被吸收的水谷精微中多余水分，及时地传输至肺和肾，通过肺、肾的气化功能，化为汗和尿排出体外	②脾运化水液功能正常，则能防止水液在体内发生不正常停滞，从而防止湿、痰、饮等病理产物的生成
主升清	指脾将水谷精微等营养物质吸收并上输于心、肺、头目，通过心、肺的作用化生气血，以营养全身。"升清"是指脾气的运动特点，与胃的降浊相对而言		保证了水谷精微等营养物质的吸收和输布正常，同时由于脾气的升发，也能使机体内脏不致下垂
主统血	指脾有统摄血液在经脉之中流行，防止逸出脉外的功能		其统血的主要机理在于气的固摄作用，还与脾的运化，以及气血生化健旺有关
在志为思	思，即思考、思虑，是人体的一种思维活动		若思虑过度，就会影响机体正常的生理运动，尤其是气的正常运行，导致气滞和气结，影响脾的升清作用，进而导致不思饮食、脘腹胀闷、头目眩晕等

	定义	分类特点	生理作用
在液为涎	唾液中较清稀者，称为涎		正常情况下，涎液上行于口，但不溢于口外。若脾胃不和，则会出现涎流剧增、口涎自出等
在体合肌肉，主四肢	全身的肌肉都需要依靠脾胃运化的水谷精微的营养，才能发达、丰满、健壮		《素问·痿论》有"脾主身之肌肉""治痿独取阳明"之说
	四肢，又称"四末"，其营养的输送，全赖于清阳的升腾宣发、脾主运化和升清的作用		脾气健运则四肢营养充足，活动轻劲有力，故《素问·阴阳应象大论》说："清阳实四肢"
在窍为口，其华在唇	指饮食口味等与脾的运化功能相关，口唇的色泽与全身气血是否充盈有关，因而也是脾胃运化功能的反映，故《素问·五脏生成篇》说："脾之合肉也，其荣唇也"		

4 肺的生理功能

生理功能	说明		
主气、司呼吸	主一身之气	一身之气都归属于肺，由肺所主，体现在两个方面：①气的生成，特别是宗气的生成，依赖肺吸入的清气与脾胃运化的水谷精气相结合；	肺主一身之气和呼吸之气，实际上都属于肺的呼吸功能

续表

生理功能		说明	
		②肺有节律的一呼一吸，对全身的气机具有调节作用	
	呼吸之气	肺是体内、外气体交换的场所，通过呼吸实现体内、外的气体交换	
主宣发和肃降	肺主宣发	肺气向上的升宣和向外的布散，主要体现在3个方面： ①通过肺的气化，排出体内的浊气； ②肺将脾所转输的津液和水谷精微，布散到全身，外达皮毛； ③宣发卫气，调节腠理开合和汗液的排泄	生理上相互依存、相互制约，病理上相互影响
	肺主肃降	肺气向下的通降和使呼吸道保持洁净的作用，也体现在3个方面： ①吸入自然界的清气； ②将吸入的清气和由脾转输至肺的津液和水谷精微向下布散； ③肃清肺和呼吸道内的异物，以保持呼吸道的洁净	
通调水道		肺通过宣发和肃降对体内水液的输布、运行和排泄起着疏通和调节作用	故有"肺主行水""肺为水之上源"之说

生理功能	说明
朝百脉，主治节	①肺朝百脉：指全身的血液都通过经脉而聚会于肺，通过肺的呼吸，完成气体交换，然后再输布到全身，即肺在血液运行过程中的输布和调节作用； ②肺主治节：即肺的治理和调节作用，是指肺对呼吸运动、全身气机、血液运行和津液代谢的调节作用，这也是对肺主要生理功能的高度概括
在志为忧	忧指过度的忧愁和悲伤，属非良性刺激的情绪，能使气不断消耗，从而伤肺，同时，肺虚也易产生悲忧的情绪变化
在液为涕	鼻黏膜分泌的黏液与肺有关，也是肺的外候
在体合皮，其华在毛	肺通过宣发卫气，输精于皮毛，使皮肤致密、毫毛光泽，并有抵御外邪侵袭的作用。皮毛受邪，也可影响及肺
在窍为鼻	鼻的嗅觉、喉部（喉为肺之门户）的发音与肺相关，主要依赖于肺主气、司呼吸的生理功能

5 肾的生理功能

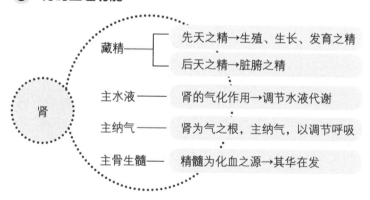

肾

藏精 ── 先天之精→生殖、生长、发育之精
        后天之精→脏腑之精

主水液 ── 肾的气化作用→调节水液代谢

主纳气 ── 肾为气之根，主纳气，以调节呼吸

主骨生髓 ── 精髓为化血之源→其华在发

六腑的生理功能

六腑的共同功能为传化物，生理特性为泻而不藏，以通降为用，各自的生理功能如下。

胆 { 贮存与排泄胆汁、助消化 / 主决断，与人的勇怯有关 } 中正之官，决断出焉

胃 { 受纳、腐熟水谷 / 其气宜降则和 } 仓廪之官，五味出焉

小肠 { 受盛化物 / 泌别清浊，主液 } 受盛之官，化物出焉

大肠 { 传导糟粕 / 排泄大便，主津 } 传导之官，变化出焉

膀胱 { 贮存尿液 / 排泄尿液 } 州都之官，津液藏焉，气化则能出矣

三焦 { 通行诸气 / 运行水液 } 决渎之官，水道出焉

脏腑之间的关系

肝和胆的功能

肝有储藏血液的功能，还能调节气的流动。因此，只有肝的功能正常，气和血的流动才能够顺利进行。此外，肝还有控制血流、调节全身血量的作用。肝的功能对情绪的变化也有很大的影响。肝还可以协助消化

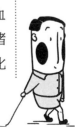

器官运转，帮助消化。肝在推动脾胃等消化器官运转的同时，还能够促进胆汁的生成。胆汁短暂地贮藏于胆中，然后排出到小肠中，帮助脾胃进行消化运动。

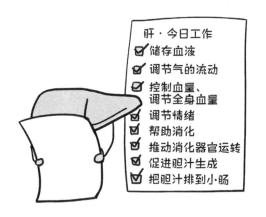

肝·今日工作
☑ 储存血液
☑ 调节气的流动
☑ 控制血量、调节全身血量
☑ 调节情绪
☑ 帮助消化
☑ 推动消化器官运转
☑ 促进胆汁生成
☑ 把胆汁排到小肠

心与小肠的作用

心的作用大致分为两个方面。一是运送血液到达全身各个部位。在心气的作用下，心脏像泵一样，将血液挤压出去，运送到全身。凭借这一功能，心脏同时把血中的各种营养物质运送到各个脏腑组织，使其正常运行。二是控制人的精神、意识和思想。心的作用正常则精神安定、意识和思考清晰。

小肠具有将胃消化后的食物进一步消化，并将水谷精微和食物糟粕分开的功能。这一功能是依靠心气推动到小肠的，小肠得到温煦才能正常运行。

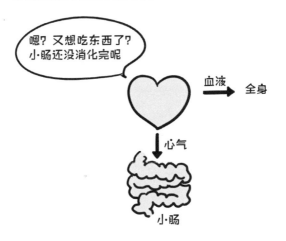

脾和胃的
功能

　　胃的功能是消化摄入的食物，并将其运送到小肠，使其转化为水谷精微（营养成分）。

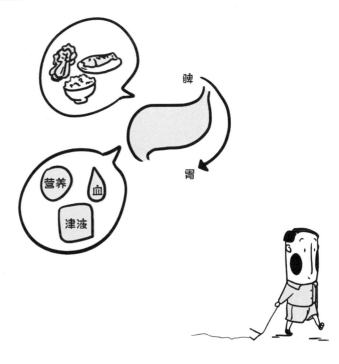

脾有控制胃等消化器官的功能。另外，脾还能将通过消化得到的水谷精微储藏于身体中，再运送到身体各部位。脾还有吸收、运送津液的作用。首先，脾从水谷精微中吸收水分，转化为津液，再运送到全身。此时，津液也被运送到肺部，通过肺的作用促进津液的输布。另外，多余的水分也从脾运送到肺，再通过汗液或尿液排出体外。另外，脾还有控制血液不外漏，防止血溢脉外的功能。

肺和大肠的功能

肺是主司呼吸的脏器，肺的功能是保持规律的呼气和吸气。由于呼吸运动吸入体内的新鲜空气是生成气的原料，因此通过肺的正常运行，可以促进气的生成。规律的呼气和吸气可以控制气的运行。通过肺的呼吸运动，可以将气输送到全身各处。肺与促进全身新陈代谢等功能也密切相关。此外，肺还具有控制津液的输送和排泄的功能。从脾运送到肺的津液，又被肺输布到全身各处，通过汗液排出，余下的部分津液被运送到膀胱，排出体外。

大肠具有将糟粕中的水分吸收后，使其转化为粪便的作用。此功能也是在肺的作用下才能顺利实现的。相反地，大肠的功能也能协助肺的呼吸作用。

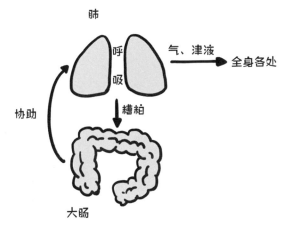

肾和膀胱的功能

　　肾具有贮藏精气的作用。精气是维持人体功能的能量源，从父母那里秉承的先天之精气一般储藏在肾脏中，从饮食中提炼的后天之精气，除了一部分供给五脏六腑外，多余的精气也贮藏于肾。这种贮藏于肾的精气与生长、发育密切相关，肾精充足，则骨骼、牙齿、毛发等都能顺利生长。另外，肾的精气还能产生促进生殖功能成熟的物质，称为天癸。天癸促成男子精液的形成，还可以使女子月经来潮。

　　肾还可以调节津液代谢。肾脏的生理功能正常，津液才能均衡地输布于全身各处，多余的水分也能够正常排出体外，即将多余的水分转化成尿，排出体外。膀胱的功能也是由肾脏控制的。此外，肾脏还能加强肺的生理功能，具有维持规律的呼吸运动的作用。

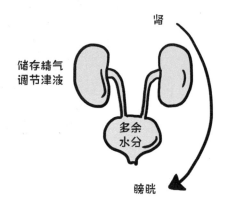

储存精气
调节津液

肾

多余
水分

膀胱

人体生命活动的基本物质

精气血津液神的基本内容

精、气、血、津液是构成和维持人体生命活动的基本物质。

精、气、血、津液的生成和代谢，有赖于脏腑经络和组织器官的生理活动，而脏腑经络及组织器官的生理活动，又必须依靠气的推动、温煦等作用，以及精、血、津液的滋养和濡润，因此，精、气、血、津液与脏腑经络、组织器官的生理和病理有着密切关系。

神是人体生命活动的主宰及其外在总体表现的统称。神以气、血、津液为物质基础，又对这些基本物质的生成、运行及功能等具有调节作用。

精

精是构成和维持人体生命活动的最基本物质，是人体生命的本原。精贮藏与脏腑、形体、官窍之中，并流动于脏腑、形体、官窍之间。

人体之精由先天之精和后天之精相融合而生成。先天之精是生命的本原物质，秉承于父母，是构成人体胚胎和繁衍后代的基本物质。后天之精是人出生后从自然界吸入的清气及饮食物中摄取的营养精华以及脏腑气化所生成的精微物质。若先天之精或后天之精亏虚，则可导致营养不良、发育迟缓、早衰、生殖功能低下等。

人体之精，以先天之精为本，赖后天之精的不断充养，具有繁衍生命、生长发育、生化气血、濡养脏腑、保卫机体、抵御外邪等作用。

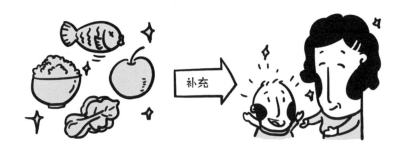

气，是人体内活力很强、运行不息的极细微物质，既是人体的重要组成部分，又是机体生命活动的动力。气来源于摄入的食物养分以及吸入的清气，其作用是维持身体各种生理功能，具体有以下 5 个作用。

推动作用

促进生长发育、各脏腑经络的生理功能以及血液和津液的运行等。

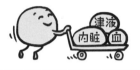

温煦作用

维持体温，温煦内脏，加强内脏生理功能。

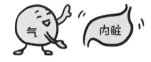

防御作用

保护身体肌表，防御外邪侵入。

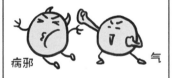

固摄作用

固摄血液、汗液、尿液、胃液、肠液、精液等。

中介作用

外在信息传递于内脏，内脏信息反映于体表，以及内脏之间各种信息的相互传递，都以人体之气作为信息的载体来感应和传导。

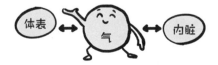

人体之气可分为宗气、营气、卫气以及元气等不同类型，根据名称的不同各有独特的功能特点。如宗气具有较强的推动作用；营气具有化生血液、营养全身的作用；卫气具有防御外邪、温养全身、调节腠理的作用；元气可以促进生长发育，使人精力旺盛、充满活力等。

血是一种在血脉中流动的红色液体，西医学称之为血液。它由水谷精微生成，是身体的营养源。

中医学认为，血的原料是由脾胃运化的饮食生成的水谷精微（营养成分）组成。它可以由水谷精微直接转化而成，也可以由水谷精微中的营气和津液结合而成。生成后的血液在心脏的作用下，不断地运送到五脏六腑、皮肤以及全身各个部位。运送到全身的血作为维持身体各种功能的营养源而被广泛利用。

正因为有血的营养，肌肉、骨骼才能结

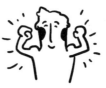

使肌肉、骨骼结实

皮肤、头发有光泽

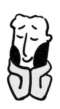

精神安宁

实健壮，眼睛才能看清事物。此外，皮肤和头发散发出光泽，手能用力抓物品等，都是由于血的作用。血和气一样，是维持生命活动的基础物质之一。因此，只有气血充盈，才能达到意识清晰、精神安定的良好状态。

津液

津液是人体内一切正常水液的统称，属于水谷精微的范围，并且是依赖脾的气化转化而来的。通过脾的运化而得到的津液，在脾、肺、肾三脏的共同作用下，通过三焦的通路被运送到全身各处。其主要的生理功能是滋润、濡养身体各部分组织和器官。例如，运送到体表的津液可以滋润皮肤和毛发，而体内的津液可以濡养脏腑。另外，津液还可以到达关节内部和骨髓中，起到润滑关节和营养骨髓、脑髓的作用。

中医还将汗液、眼泪、唾液、涎液以及鼻涕等津液的代谢产物统称为"五液"。它们分别是由五脏生成的，与五脏具有对应关系，即"汗为心之液，泪为肝之液，唾为肾之液，涎为脾之液，涕为肺之液"。

除此之外，津液作为血的生成原料，还具有很重要的作用。被身体各处利用过的废弃津液，通过肾脏运送到膀胱，进而成为尿液排出体外。如果体内的阳气不足，则会导致脏腑功能低下，身体冰冷，进而水分的循环和代谢也会出现问题，出现浮肿、便秘等津液排泄异常的现象。

神

人体之神有广义、狭义之分。广义之神，指人体生命活动的主宰及其外在总体表现的统称，包括精神、眼神、情志、言谈、声息、表情、形色、举止、应答、脉象等方面。狭义之神，是指意识、思维、情志等精神活动。

先天之神，称为"元神"，是神志活动的原动力，由先天精气所生，为生命之根本。精、气、血、津液是神产生的物质基础。神对人体生命活动具有重要的调节作用，主要体现在以下 4 个方面。

1 主宰生命活动

神是人体生理活动和心理活动的主宰，其盛衰是生命力盛衰的综合体现。呼吸运动、血液循环、消化吸收、津液输布与排泄、生长发育、生殖功能等，只有在神的统帅

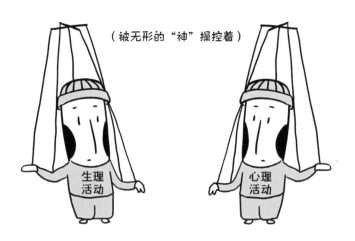

（被无形的"神"操控着）

生理活动　　心理活动

和调节下，才能发挥正常功能。

2 主宰精神活动

神的生理功能正常，则意识清晰，思维敏捷，反应灵敏，睡眠安好，情志正常。但若神的生理功能异常，则可见神疲健忘、思维迟钝、反应呆滞、失眠多梦、情志异常，甚至神昏、痴呆、癫狂等。

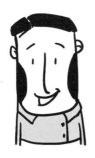 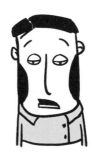

神的生理功能正常　　　　神的生理功能异常

3 调节精气血津液

神由精、气、血、津液等物质所产生，又可反作用于这些物质，对其生成、运行等具有统领、调节作用。

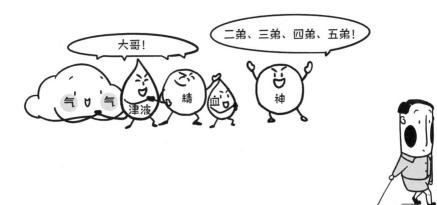

4 调节脏腑功能

脏腑精气产生神，神又可通过对脏腑精气的主宰调节其生理功能。神是脏腑生理功能的反映，因此调摄精神对调节脏腑生理功能具有重要作用。

精气血津液神之间的关系

精、气、血、津液、神之间有着相互依存、相互制约的关系。

气与血之间的关系

气是人体循环中必不可少的物质。在将水谷精微转化为血的过程中，气充当了原动力的重要角色。另外，血运行流畅也是通过心气的推动、肺气的输布以及肝气调节血流的作用而实现的。并且，保证血不脱离脉管而正常流动，也是气的作用之一。相反，血是气的营养来源，它承载气，

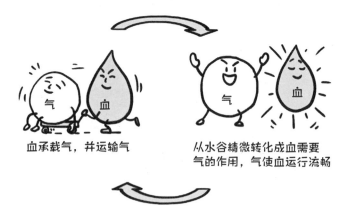

血承载气，并运输气　　从水谷精微转化成血需要气的作用，气使血运行流畅

并将气运输到身体各个部位，使气发挥其作用。因此，中医有"血为气之母"的说法。

∷∷ 气与津液之间的关系 ∷∷

气和津液之间也存在着相互作用的关系。首先，津液的生成、输送和排泄都是通过气的气化作用、推动作用以及固摄作用来完成的。相反，津液不足也会对气造成影响，损伤气的生成等。另外，如果津液的循环出现障碍，使津液滞留形成痰液，就会阻碍气的流通。

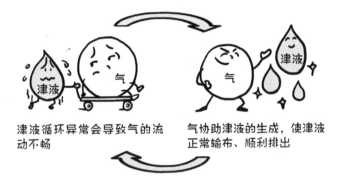

津液循环异常会导致气的流动不畅

气协助津液的生成，使津液正常输布、顺利排出

此外，阳气（热源）同气、血、津液一样，是维持人体各种生命活动不可缺少的物质。它是在食物消化和吸收过程中产生的。在这一过程中，需要肾脏功能保持健康活跃的状态，这样所产生的阳气才能够储藏在体内，再重新分布到人体各处。阳气具有维持体温，加强身体脏腑功能、组织功能的重要作用。并且气的温煦作用和气化功能也依靠阳气的协助。阳气还可以使体内多余的水分蒸发，使体内的循环能够顺利进行。通过阳气的作用，津液等水分物质可以得到正常的输送和排泄。

❀ 精血津液之间的关系 ❀

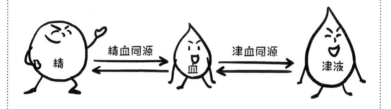

精能化血，血能养精，精与血之间具有相互资生和相互转化的关系，称为"精血同源"。水谷之精和肾精是血液化生的基础物质。脾运化吸收的水谷之精，其精粹部分化为营气，与津液入于脉中，可转化为血。肾藏精，精髓为化血之源，肾精亏虚，可见血虚病证。血液充养脏腑可化生脏腑之精，如血液滋养于肾，可使肾精充实。因此，血液充盈则精足，血液虚少则精亏。如肝血不足常与肾精亏虚相互影响，可见头晕眼花、耳鸣耳聋等肝肾精血亏虚病证。

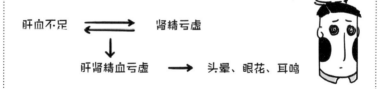

同时，血和津液同为液态物质，均由水谷精微所化生，都具有营养和滋润的功能，两者之间可以相互资生、相互转化，称为"津血同源"。血液由营气和津液构成，血行脉中，血中津液可渗出脉外成为脉外之津液。若失血过多，脉中血少，脉外津液会进入脉中以维持血量，从而会引起脉外津液不足。因此，失血患者通常除了有面白、舌淡等血虚表现外，还会有口渴、尿少等津液亏虚的表现。

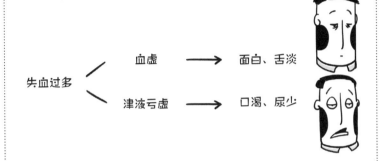

同样，津液是血液的重要组成部分，若大汗、剧烈呕吐腹泻，或严重烧伤，可使脉外津液不足，则血中津液渗会出脉外，从而导致血脉空虚、津枯血燥等病证。

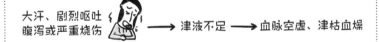

精气神之间的关系

精是生命生产的本原，气是生命维系的动力，神是生命活动的体现与主宰，三者之间存在相互依存、相互为用的关系。

精可化气，气能生精，气的推动作用可促进精的运行，气的固摄作用可防止精的无故流失。

精是神得以化生的物质基础，神又能统驭精，精盈则神明，神安则精足；精亏则神疲，神失则精竭。

　　气能养神，神为气主，气聚则神生，神至则气动。若气虚或气机失调，则可导致神志异常；若精神异常或七情内伤，则可导致气机紊乱。

　　由此可见，精气神合一是生命活动的根本保证。

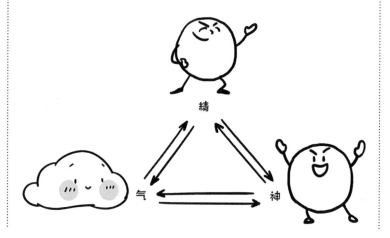

第二章
中医是怎样认识疾病的

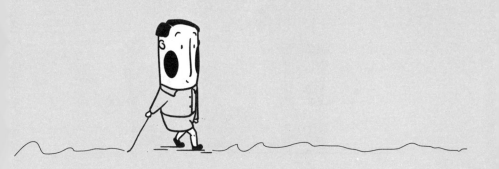

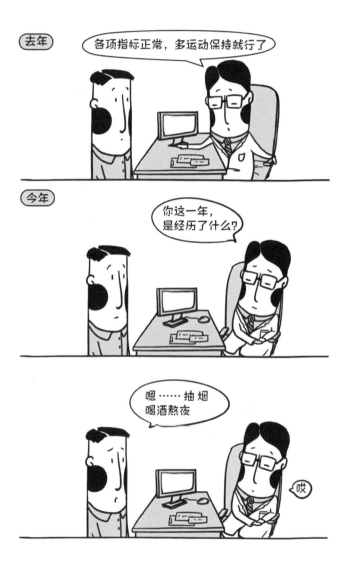

中医认识健康与疾病

中医看健康

世界卫生组织（WHO）对健康的定义是：健康不仅是没有疾病或衰弱现象，而是躯体上、精神上和社会适应上的一种完好状态。

躯体完好状态指躯体结构、功能和代谢的正常，采用当今的科技手段未发现任何异常现象。精神完好状态指人的情绪、心理、学习、记忆及思维等处于正常状态，表现为精神饱满、乐观向上，愉快地从事工作和学习，能应对紧急的事件，处理复杂的问题。社会适应上的完好状态指人的行为与社会道德规范相吻合，能保持良好的人际关系，能在社会中承担合适的角色。这也是西医对健康的理解，那么中医对健康的理解是什么呢？

中医学认为，健康主要表现为以下3个方面。

1 阴阳保持平衡

阴阳具有相反的性质，掌握好阴阳平衡，使之不偏向任何一方，就可以达到健康的目的。可是总有一些原因会造成阴阳失调，破坏身体平衡。因此，通过调节阴阳的平衡，就可以恢复健康。

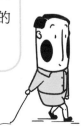

2 气、血、津液充沛运行

所谓气、血、津液是指血液、体液以及各种能量物质等，它们周而复始地循环于身体各部位，给身体提供营养。如果由于一些原因造成气、血、津液出现过量或不足以及循环障碍等问题，就会引起身体的不适。因此可以通过调整气、血、津液的量，使其均衡地循环于身体各部位，向全身组织供给营养，就可以保持身体健康。

3 五脏六腑协调运作

五脏六腑是指包括消化器官、呼吸器官、循环器官以及泌尿器官在内的全部内脏系统。各个内脏器官并不是独立发挥作用的，它们通过相互作用，共同协调完成使气、血、津液循环于周身的任务。

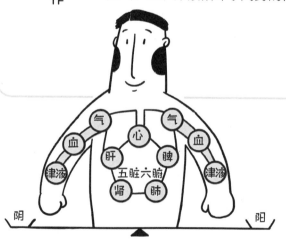

生病与否取决于正与邪的较量

中医学认为，疾病的发生关系到正气和邪气两个方面，正气不足是发病的内在因素，邪气是导致发病的重要条件。内外环境通过影响正气和邪气的盛衰而影响人体的发病，如体质、精神状态以及遗传因素等影响着正气的强弱。若先天禀赋不足，体质虚弱，情志不畅，则正气减弱，抗病力衰退，邪气易入侵而发病。

1 正气

正气，简称正，通常与邪气相对而言，是人体功能的总称，即人体正常功能及所产生的各种维护健康的能力，包括自我调节能力、适应环境能力、抗邪防病能力和康复自愈能力。

正气的作用方式有以下 3 种：

（1）自我调节，以适应内外环境的变化，维持阴阳的协调平衡，保持和促进健康。

（2）抗邪防病，或疾病发生后驱邪外出。

（3）自我康复，病后或虚弱时自我修复，恢复健康。

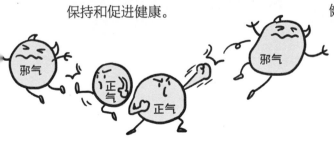

2 邪气

邪气，又称病邪，简称邪，与正气相对而言，泛指各种致病因素。包括存在于外界环境之中和人体内部产生的各种具有致病或损伤正气作用的因素，如六淫、疫疠、七情、外伤及痰饮和瘀血等。

病因	含义	说明
外因	指从外部侵入身体的病邪	一般分为风、寒、暑、湿、燥、火六种病邪，又被称为六淫或者六邪
内因	指每个人所具有的身体素质，即体质	情绪变化等精神承受能力，是一种后天形成的综合体质。感情的变化用"喜、怒、思、忧、悲、恐、惊"七情表示
不内外因	指既不属于内因，也不属于外因的生活习惯方面的致病因素	如偏食、饮食不规律、疲劳、运动不足以及外伤等

六淫、七情如何致病

六淫致病

六气，又称六元，是指风、寒、暑、湿、燥、火六种正常的自然界气候。六气的变化称之为六化。这种正常的气候变化，是万物生长的条件，对人体无害。由于机体在生命活动过程中，通过自身的调节机制产生了一定的适应能力，从而使人体的生理活动与六气的变化相适应。所以，正常的六气一般不易于使人发病。

六淫，又称"六邪"，是风、寒、暑、湿、燥、火六种外感病邪的统称。阴阳相移，寒暑更作，气候变化都有一定的规律和限度。如果气候变化异常，六气发生太过或不及，或非其时而有其气（如春天当温而反寒，冬季当凉而反热），以及气候变化过于急骤（如暴寒暴暖），超过了一定的限度，使机体不能与之相适应的时候，就会导致疾病的发生。于是，六气由对人体无害而转化为对人体有害，成为致病的因素。能导致机体发生疾病的六气便称之为"六淫"。

固然气候变化与疾病的发生有密切关系，但是异常的气候变化，并非使所有的人都能发病。有的人能适应这种异常变化就不发病，而有的人不能适应这种异常变化就会发生疾病。同一异常的气候变化，对于前者来说，便是六淫了。反之，气候变化正常，即使在风调雨顺、气候宜人的情况下，也会有人因其适应能力低下而生病。这种正常的六气变化对患病机体来说又是六淫了。

由此可见，六淫无论是在气候异常还是正常的情况下，都是客观存在的。在这里起决定作用的因素是人们体质的差异、正气的强弱。只有在人体正气不足、抵抗力下降时，六气才能成为致病因素，侵犯人体而发病。就这一意义来说，六淫是一类因六气变化破坏了人体相对动态平衡，能引起外感病的致病因素。

风为春令主气，与肝木相应。风邪为病，其病证范围较广，变化较快。

风邪致病特点：

（1）遍及全身，无处不至，上至头部，下至足膝，外而皮肤，内而脏腑，全身任何部位均可受到风邪的侵袭。

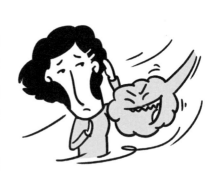

（2）媒介作用，即能与寒、湿、暑、燥、火等相合为病。

（3）其致病的特殊性为来去急速，病程不长，其特殊症状也易于认识，如汗出恶风、全身瘙痒、游走不定、麻木以及动摇不宁等症状。临证时，发病在春季与感受风邪明显有关者，均可考虑风邪的存在。

寒

寒为冬季主气，与肾水相应。寒病多发于冬季，但也可见于其他季节。

寒邪致病特点：

（1）寒为阴邪，易伤阳气，故寒邪致病，全身或局部有明显的寒象。

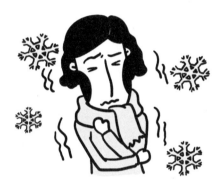

（2）寒胜则痛，故疼痛为寒证的重要特征之一。

（3）因寒则气收，故其病有腠理闭塞、气机收敛、筋脉拘急的特征，表现为无汗、拘急作痛或屈伸不利等。

暑

暑为火热之邪，为夏季主气，从小满、芒种、夏至，到小暑4个节气，为暑气当令。

暑邪致病特点：

（1）有明显的季节性，主要发生在夏至以后，立秋

以前。暑邪独见于
夏令，故有"暑属
外邪，并无内暑"
之说。

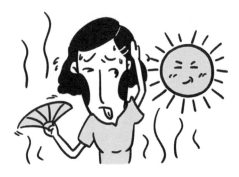

（2）暑邪致病
有阴阳之分，在炎夏
之日，气温过高，或
烈日曝晒过久，或工作场所闷热而引起的热病，为中于热，
属阳暑；而暑热时节，过食生冷，或贪凉露宿，或冷浴过
久所引起的热病，为中于寒，属阴暑。总之，暑月受寒为
阴暑，暑月受热为阳暑。

湿

湿具有重浊、黏滞、趋下的特性，为长夏主气。从大
暑、立秋、处暑，到白露四个节气，为湿气主令。湿与脾
土相应，夏秋之交，湿热熏蒸，水气上腾，湿气最盛，故
一年之中长夏多湿
病。湿亦可因涉水淋
雨、居处伤湿，或以
水为事。

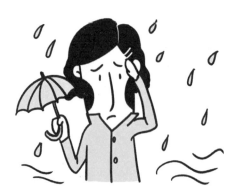

湿邪致病特点：

（1）四季均可
发病，且其伤人缓慢

难察。

（2）表现为人体气机阻滞，脾阳不振，水湿停聚而胸闷脘痞、肢体困重、呕恶泄泻等，以及分泌物和排泄物如泪、涕、痰、带下、二便等秽浊不清。

燥

燥具有干燥、收敛清肃的特性，为秋季主气。从秋分、寒露、霜降，到立冬4个节气，为燥气当令。秋季天气收敛，其气清肃，气候干燥，水分匮乏，故多燥病。燥气乃秋令燥热之气所化，属阴中之阳邪。

燥邪致病特点：

（1）燥邪为病，有温燥、凉燥之分。初秋有夏热之余气，久晴无雨，秋阳以曝之时，燥与热相结合而侵犯人体，故病多温燥。深秋近冬之际，西风肃杀，燥与寒相结合而侵犯人体，则病多凉燥。

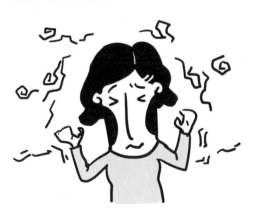

（2）燥与肺气相通，不论外燥还是内燥，均可见口、鼻、咽、唇等官窍干燥之象，以及皮肤、毛发干枯不荣等。

火

火具有炎热特性，旺于夏季，从春分、清明、谷雨，到立夏4个节气，为火气主令。

火有生理性火和病理性火，病理性火又名火邪。

火邪致病特点：

（1）火邪就来源看，有外火和内火之异。外火多由外感而来，而内火常自内生。

（2）火邪具有燔灼炎上、伤津耗气、生风动血，易生肿疡和扰乱心神的特征。

（3）致病广泛，发病急暴，易成燎原之势，表现为高热津亏、气少、肝风、出血、神志异常等特征。

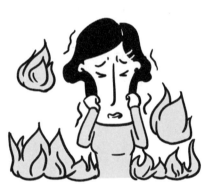

六淫致病的共同特点

外感性	多从肌表、口鼻侵入人体而发病或两者同时受邪	其所致疾病称为外感病
季节性	致病有明显的季节性	如春季多发风病，长夏多湿病等
地区性	致病常与生活、工作的区域环境密切相关	如久居潮湿环境多湿病，西北多燥病等
相兼性	既可单独侵犯人体发病，又可两种以上同时侵犯人体而致病	如风寒感冒、风寒湿痹等

七情致病

　　七情是指喜、怒、忧、思、悲、恐、惊七种正常的情志活动，是人的精神意识对外界事物的反应。七情与人体脏腑功能活动有密切的关系。七情分属于五脏，以喜、怒、思、悲、恐为代表，称为五志。

　　七情是人对客观事物的不同反应，在正常的活动范围内，一般不会致病。只有突然强烈或长期持久的情志刺激，超过人体本身的正常生理活动范围，使人体气机紊乱，脏

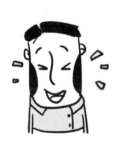
过度欢喜 伤害心脏

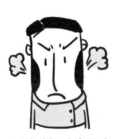
过度愤怒 伤害肝脏

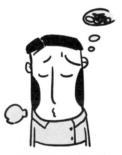
过度思虑 伤害脾脏

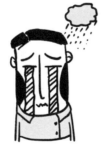
过度悲忧 伤害肺脏

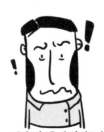
过度惊恐 伤害肾脏

腑阴阳气血失调，才会导致疾病的发生。因此，作为病因，七情是指过于强烈、持久或突然的情志变化，导致脏腑气血阴阳失调而发生疾病的情志活动。

因七情而病称为因郁致病。由于某些慢性疾病，体内脏腑功能长期失调，引起人的精神情志异常，称为因病致郁。

七情致病原因	说明
与机体本身的耐受、调节能力有关	七情致病不同于六淫，六淫主要从口鼻或皮毛侵入人体，而七情则直接影响有关脏腑而发病。七情不仅可以引起多种疾病的发生，而且对疾病的发展有重要影响，它可促进病情的好转或恶化。由于七情是造成内伤病的主要致病因素之一，故又称"内伤七情"
与脏腑有密切关系	心主喜，过喜则伤心；肝主怒，过怒则伤肝；脾主思，过思则伤脾；肺主悲、忧，过悲过忧则伤肺；肾主惊、恐，过惊过恐则伤肾。这说明脏腑病变可出现相应的情绪反应，而情绪反应过度又可损伤相关脏腑。七情生于五脏又伤五脏的理论在诊断和治疗中均有重要的指导意义
与气血密切相关	气血是人体精神情志活动的物质基础，故情志活动与气血有密切关系。脏腑气血的变化，也会影响情志的变化，如"血有余则怒，不足则恐"。脏腑的生理活动必须以气血为物质基础，而精神情志活动又是脏腑生理功能活动的表现，所以人体情志活动与人体脏腑气血关系密切

饮食、劳逸不当如何致病

饮食不当与疾病

　　正常饮食，是人体维持生命活动之气血阴阳的主要来源之一，但饮食失宜常是导致许多疾病的原因。饮食物主要依靠脾胃消化吸收，若饮食失宜，则首先可以损伤脾胃，导致脾胃的腐熟、运化功能失常，引起消化功能障碍，其次还能生热、生痰、生湿，产生种种病变，成为疾病发生

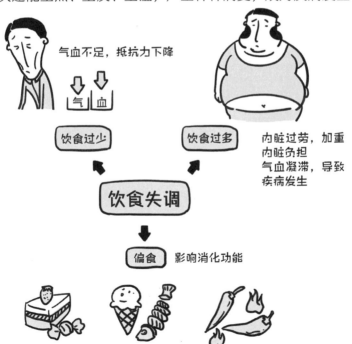

气血不足，抵抗力下降

气　血

饮食过少　　　饮食过多　　内脏过劳，加重内脏负担气血凝滞，导致疾病发生

饮食失调

偏食　影响消化功能

甜腻食品　　　生冷食品　　　辛辣食品

的一个重要原因。

因此不宜极饥而食，食不可过饱；不宜极渴而饮，饮不可过多。饮食过多，则生积聚；渴饮过多，则聚湿生痰。

人的精神气血都由五味化生。五味与五脏，各有其亲和性，如酸入肝，苦入心，甘入脾，辛入肺，咸入肾。如果长期偏嗜某种食物，就会使脏腑功能偏盛或偏衰，久之则可按五脏间相克关系传变，损伤他脏而发生疾病。

<pre>
┌ 多食咸味食物 ——→ 血脉凝滞，面色失去光泽
│ 多食苦味食物 ——→ 皮肤干燥，毫毛脱落
┤ 多食辛味食物 ——→ 筋脉拘急，爪甲枯槁
│ 多食酸味食物 ——→ 皮肉坚厚皱缩，口唇干薄
│   而掀起
└ 多食甘味食物 ——→ 骨骼疼痛，头发脱落
</pre>

此外，偏食太过，可致营养不全，缺乏某些必要的营养，从而殃及脏腑为病。如脚气病、夜盲症、瘿瘤等都是由于五味偏嗜的结果。因此，饮食五味应当适宜，平时饮食不要偏嗜，病时应注意饮食宜忌。食与病变相宜，能辅助治疗，促进疾病好转；反之，疾病就会加重。只有"谨和五味"才能"长有天命"。

劳逸不当与疾病

劳逸包括过度劳累和过度安逸两个方面。

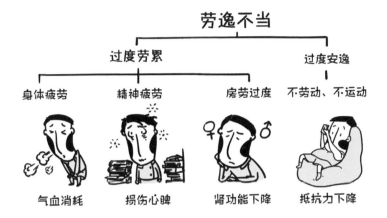

正常的劳动和体育锻炼，有助于气血流通，增强体质。必要的休息，可以消除疲劳，恢复体力和脑力，不易使人致病。若较长时间的过度劳累，或体力劳动、脑力劳动、房劳过度，或过度安逸，完全不劳动、不运动，则容易成为致病因素而使人发病。

体质因素影响发病

体质，又称禀赋、禀质、气禀、形质、气质等。体质是人体在先天遗传和后天获得的基础上所形成的功能和形态上相对稳定的固有特性。体质是禀受于先天，受后天影响，在生长、发育过程中所形成的与自然、社会环境相适应的人体形态结构、生理功能和心理因素的综合的相对稳定的固有特征。

体质决定临床证候类型。同一致病因素或同一种疾病，由于患者体质各异，其临床证候类型则有阴、阳、表、里、寒、热、虚、实之不同。如同样感受寒邪，有的人出现发热恶寒，头身疼痛，苔薄白，脉浮等风寒表证；有的人一发病就出现畏寒肢冷，纳呆食减，腹痛泄泻，脉象缓弱等脾阳不足证。前者平素体质尚强，正气御邪于肌表；后者阳气素虚，正不胜邪，以致寒邪直中太阴，故出现上述表现。又如同一地区、同一时期所发生的感冒，由于病邪不同，体质各异，感受也有轻重。因此，其临床类型有风寒、风热两大类别。

气、血、津液和阳气的失调也会导致体质的下降。如果气血津液出现不调和，即使没有患病，也会出现诸如容易感冒、容易浮肿等一些身体状况不佳的症状。另外，中医学认为，多汗、肌肤干燥等，也是由于气的失调造成的。

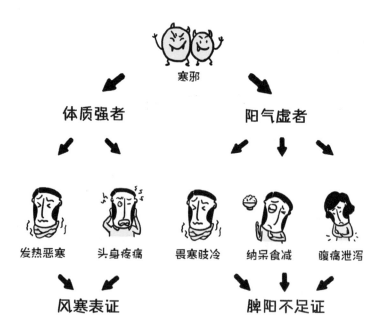

一般认为是体质原因导致的症状，也许正是身体某处失调而发出的信号。

各种不适症状以及体型等外貌体征等，都与个人体质相关，同时是探究身体失调原因的线索之一。有些人的体质是复合型体质，因此所引起的症状也就更为复杂，导致的原因也不是单一的。如果能够找到身体失调的真正原因，就可以利用中药、食疗养生、针灸等方法，通过改善体质进行治疗。

一般人们会认为身体消瘦、皮肤较白、外表给人虚弱印象的人，由于身体抵抗力弱而易导致虚证。其实并不一定是这样。首先，抵抗力的强弱取决于当时的身体状况。其次，外表看起来虚弱的人也有可能是实证，身体丰满、结实的人也可能是虚证。因此，应通过具体的症状来判断虚证、实证。

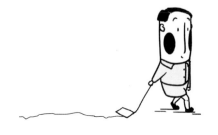

气、血、津液失调如何致病

气的失调发病

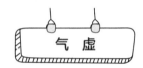

气虚是指气不足，各种功能低下的病证。

◦发生原因 天生的元气不足，饮食摄入的营养不足以及由于疾病、过劳等原因造成气的消耗过度等。

◦发病机制 如果出现气虚，气的各种功能也会随之下降，新陈代谢减慢，内脏的功能降低。另外，由于体温降低，身体对疾病的抵抗力也会下降，这时很容易感染各种疾病。

◦临床表现
气虚多表现为全身疲惫、食欲不振、胸闷气短、精力减退、精神不振等。

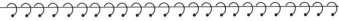

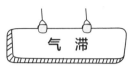

气　滞

气的流动受到阻滞，或者气在某处郁积的状态称为气滞。

◦**发生原因** 外邪入侵身体、营养失调、精神紧张以及血流不畅等。

◦**临床表现** 疼痛、腹胀、胸闷、焦躁、失眠等。

◦**发病机制** 健康身体中的气是周而复始地循环流动着的。如果气的流动不顺畅，会导致各种疾病的发生。如果出现气滞，则局部会出现疼痛、发热等症状。另外，受气机郁滞的影响，血流也会出现流通不畅等症状。

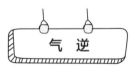

气　逆

气逆是指气的流通出现逆向运行的病证。

◦**发生原因** 外邪侵入人体、精神不安、过食生冷或燥热食物等。

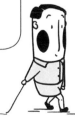

◦**发病机制** 正常情况下，随着气的流动，食物应该从胃部进入小肠，吸入的空气也应该顺利进入肺部。如果出现气逆，这些功能都会出现问题，使气向上逆行。

◦**临床表现** 胃部泛酸、恶心、嗳气、咳嗽、头痛和目眩等。

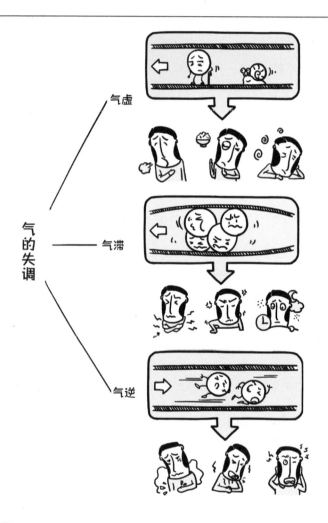

气的失调

气虚

气滞

气逆

血的失调发病

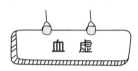
血　虚

血虚是一种血不足以及血的功能低下所导致的病证。

发生原因 失血、血的消耗以及造血功能低下等。失血包括月经出血量过多等方面的原因。无论造血量多少，只要出血量超过一定限度就会导致血虚。造血功能低下多是由营养摄入不足、脾胃的消化能力下降两方面原因造成的。特别是承担造血任务的脾脏如果出现问题，很容易导致血虚的发生。

发病机制 如果出现血虚，身体就会失去血液的营养和滋润，因此会在皮肤、头发、眼睛以及筋骨等部位出现诸多异常。

临床表现

头部血虚会出现视物不清、目眩等症状；心血虚会出现心悸等症状；肝血虚会引起眼睛干涩、指甲变形等症状；如果血虚出现在经脉，会出现月经不调、手足麻木等症状。

血虚

视物不清

心悸

眼睛干涩

月经不调

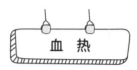

血 热

血热是指热郁积在血中的病证。

发生原因 热邪入侵身体，血循环停滞引起热邪郁滞，以及过量食用辛辣香浓之品等。

发病机制 如果出现血热，就会伤及血本身以及血所流经的经脉、脏腑，还会引起血流加速，导致体内出现各种异常。

临床症状

血热症状严重时，会出现发热、口苦、便秘等症状；若血本身耗伤严重，就会出现口渴、低热等症状；若血流加速、血循环异常，就会出现鼻出血、牙龈出血、皮下出血以及月经过多等各种出血症状。

血热

热邪入侵

热邪郁滞

过量食用香浓辛辣食品

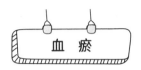

血 瘀

血瘀是指血液的流动出现障碍而导致停滞的一种病证。如果血瘀时间过长，就会使停滞的血液凝结，所形成的病理产物称为瘀血。

◇**发生原因** 心脏和肝脏的功能异常引起，因为血是依靠心脏的力量被运送到全身各处的，而肝脏是调控血液流动的主要脏器。

◇**发病机制** 寒邪入侵会使血的流动停滞；热邪入侵会使血液黏稠度增加；气虚和气滞等导致气推动血液运行的功能低下，也会造成血瘀的出现；过多地食用油性大的食品以及过度抽烟、喝酒等生活恶习，也会导致血瘀的发生。

◇**临床表现**

疼痛（痛经、神经痛等），便秘、皮肤晦暗、黑眼圈、痔疮、肛瘘等。如果血瘀严重，还会引起脑血管疾病以及子宫肌瘤等较为严重的疾病。

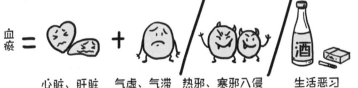

血瘀 ＝ 心脏、肝脏异常 ＋ 气虚、气滞 ／ 热邪、寒邪入侵 ／ 生活恶习

津液的失调发病

1 津液不足

营养不良或不利于健康的饮食、脾胃消化功能异常以及过度耗伤津液等原因，都会导致津液不足的发生。热邪入侵体内损伤津液，大量流汗出所致的津液流失，都是导致津液不足的原因之一。津液不足主要表现为口、咽、鼻等呼吸器官干燥、皮肤松弛、头发失去光泽以及便秘等症状。

2 痰湿

引起津液滞留（痰湿）的主要原因，主要是由于负责将津液送往全身各处的肺脏和脾脏等出现功能失调，使多余的津液（水湿）在体内停留。从而导致水湿凝聚成痰，形成痰湿。另外，痰有滞留某处的性质，所以又会阻碍气血的流通，影响气血的正常循环。痰湿可以导致过敏性鼻炎、支气管哮喘、风湿、关节炎以及荨麻疹等多种疾病。

津液的失调

津液不足　　　　　　　痰湿

口渴咽干　皮肤松弛　便秘　　　过敏性鼻炎　支气管哮喘　荨麻疹

　　痰饮是机体水液代谢障碍所形成的病理产物。这种病理产物一经形成，就作为一种致病因素作用于机体，导致脏腑功能失调而引起各种复杂的病理变化，故痰饮是继发性病因之一。

痰饮

有形的痰饮：是指视之可见、触之可及、闻之有声的实质性的痰浊和水饮。如咳咯而出的痰液，呕泄而出之水饮痰浊等

无形的痰饮：是指由痰饮引起的特殊症状和体征，只见其症，不见其形，看不到实质性的痰饮。其作用于人体，可出现头晕目眩、心悸气短、恶心呕吐、神昏谵狂等症状，多以苔腻、脉滑为重要临床特征

狭义的痰饮：是指肺部渗出物和呼吸道的分泌物，或咳吐而出，或呕恶而出，易于被人们察觉和理解，又称为外痰

广义的痰饮：泛指由水液代谢失常所形成的病理产物及其病理变化和临床症状，不易被人察觉和理解，又称为内痰

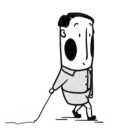

五脏六腑失调如何致病

肝和胆的失调

（1）若肝的储藏血液、调节血量功能降低，就会引起身体各个部位营养不足。特别是肌肉营养不足导致的肌肉力量下降，从而导致运动能力下降。有些还会引起手足麻木和痉挛等。作为肌肉延伸部位的指甲，也会出现变薄、容易断裂以及出现变形等。

（2）肝功能低下会影响胆和消化器官的正常运行，从而引起消化不良、腹痛、腹泻、恶心等症状。胆功能低下可引起口苦、耳鸣、黄疸等症状。

（3）肝与情绪的变化密切相关。肝气不足时，容易出现情绪抑郁；相反，如果肝气过盛，则容易焦躁、生气。

（4）肝所属的经脉与眼部相通，因此肝气不调对眼睛也有一定影响。肝血不足会造

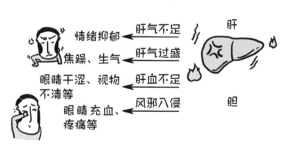

情绪抑郁 ← 肝气不足
焦躁、生气 ← 肝气过盛
眼睛干涩、视物不清等 ← 肝血不足
眼睛充血、疼痛等 ← 风邪入侵
肝
胆

成眼睛干涩、视物不清等。若风热邪气侵入肝经，则会出现眼睛充血、疼痛等。

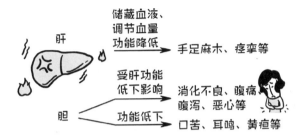

心和小肠的失调

（1）若心出现失调紊乱，则会造成心功能低下，进而表现于面色和舌质方面。心气不足者，则表现为面色和舌质发白；心血瘀者，则表现为面色青紫、舌质紫暗。另外还会出现心悸、胸痛、失眠、精神不安和严重的健忘等。

（2）若小肠出现异常，不仅会导致消化吸收功能减退，大便和尿也会出现异常。由于小肠的功能受心功能的影响，故心功能失调也会引起小肠功能的异常。如火邪侵入心脏，引起心功能失调，进而影响小肠功能，可表现为尿频、尿的颜色加深，甚至变红，以及排尿时有灼热疼痛等。

（3）若小肠出现异常也会影响心脏。如小肠郁热上传于心，引起心功能异常，则表现为舌质红，溃疡、情绪烦躁不宁、失眠等。

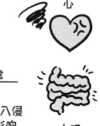

大便和小·便异常，消化吸收功能减退 ←——异常—— 小·肠

尿频、尿色加深或变红、排尿时有灼热疼痛等 ←——受火邪入侵心脏影响——

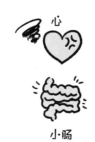

失调紊乱 ——心气不足—→ 面色、舌质发白

——心血瘀—→ 面色青紫、舌质紫暗

受小·肠郁热影响 ——→ 舌质红、溃疡、情绪烦躁不宁、失眠等

小·肠

脾和胃的失调

（1）脾的功能低下主要表现在口唇部位，如味觉迟钝、自觉口甜或口苦等，从而易导致食欲低下。口唇发红、变薄、失去光泽等也是脾功能减弱的表现。

（2）脾的功能低下会对胃造成影响，主要表现为腹痛、腹胀、口臭、恶心和食欲减退等。

（3）若脾运送水谷精微的功能衰退，则首先会导致气血不足，表现为食欲不振、浑身疲惫、消瘦等。

（4）若脾运送津液的功能衰退，则会出

现津液留滞、痰多、浮肿。

（5）胃功能出现异常也会影响脾的生理功能，如暴饮暴食后，胃不能充分消化食物，造成腹痛、恶心等症状。若转为慢性病则更会影响脾的功能，进而出现全身倦怠无力、食欲减退等。

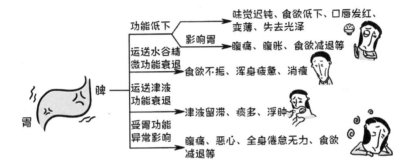

肺和大肠的失调

（1）若肺功能异常，则会引发呼吸困难、胸痛、咳嗽、哮喘、咳痰、浮肿、排尿障碍等。

（2）肺部的病症常常表现在口鼻和皮肤上。皮肤在气和津液的作用下，得到温煦和滋养，从而可保持较强的抵抗力。若肺功能衰退，就会表现为皮肤粗糙、容易感冒等。同时，鼻通过咽喉与肺脏相通，因而肺脏功能异常会导致鼻塞、流鼻涕和打喷嚏等。

（3）肺的功能低下会造成大肠的功能异常。如肺功能低下可使津液不能正常输布，从而导致大肠干燥、便秘等。

（4）大肠受到火邪的侵犯，也会对肺功能造成不良影响，克出现咳嗽、胸闷、呼吸困难等。

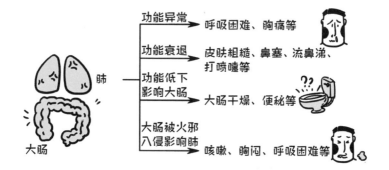

肾和膀胱的失调

（1）肾脏贮藏精气的功能下降会导致儿童发育缓慢，而且由精气来维持的组织和功能也会受到相应的影响。如骨髓是由精气所产生的，肾的精气不足，则会使骨骼变得脆弱，导致腰膝酸软、疼痛，引起行走障碍等。

（2）听觉也与精气有密切的关系。若肾的精气不足，则会出现耳鸣、耳聋等。

（3）不育和脱发等多是由肾的精气不足引起的。

（4）若肾控制津液代谢的功能异常，除了能引起浮肿外，也会导致膀胱功能下降，从而出现尿痛等排尿障碍以及尿频症状。

（5）肾的功能还会对排便造成影响，从

而导致便秘、慢性腹泻等。肾功能低下还可能引起胸闷、呼吸困难等。

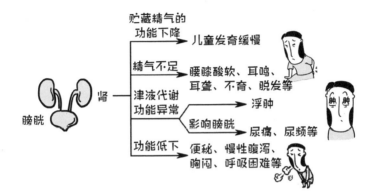

此外，邪正盛衰和阴阳失调也可导致疾病发生。从一定意义上说，疾病的过程就是邪正斗争及其盛衰变化的过程。一般而言，邪正盛衰是虚实病证的病机，阴阳失调是寒热病证的病机，二者在阐释疾病的发生发展及转归机制时，常联合应用。

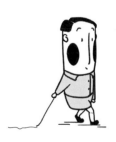

第三章

中医是怎样诊断
疾病的

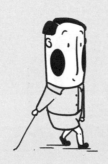

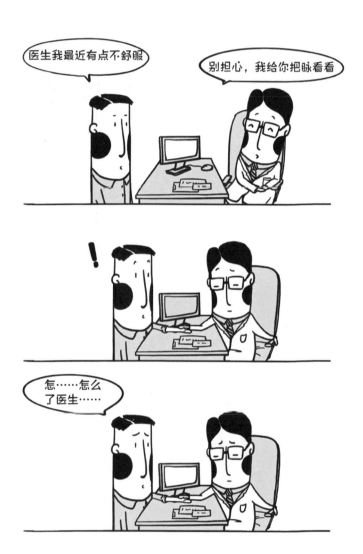

中医四诊

诊法，即中医诊察收集病情资料的基本方法。主要包括望、闻、问、切四诊。

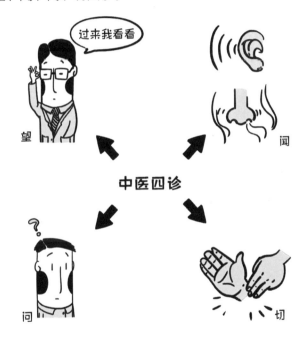

望诊

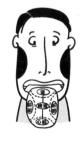

望诊是医生运用视觉察看患者的神、色、形、态、舌象、头面、五官、四肢、二阴、皮肤以及排出物等，以发现异常表现，了解病情的诊察方法。

望神

项目	得神	少神	失神	假神
神情	神志清晰 表情自然	精神不振 思维迟钝	精神萎靡 意识模糊	本已神昏 突然神识似清
目光	两目灵活 明亮有神	两目晦滞 目光乏神	两目晦暗 瞳神呆滞	原本目光晦暗 突然浮光暴露
面色	面色红润 含蓄不露	面色少华 色淡不荣	面色无华 晦暗暴露	本为面色晦暗 突然颧红如妆
体态	肌肉不削 反应灵敏	肌肉松软 动作迟缓	形体羸瘦 反应迟钝	久病卧床不起 忽思活动
语言	语言清晰 对答如常	声低懒言	低微续断 言语失伦	本不言语 突然言语不休
饮食	饮食如常	食欲减退	毫无食欲	久不能食 突然索食

望五色

（1）**青色**：主寒证、痛证、血瘀证和惊风证。

面色	临床意义
面色淡青或面色青黑	多为实寒证，剧痛
面色淡青或青黑	属寒盛，痛剧

续表

面色	临床意义
面色、口唇青紫	多属心气、心阳虚衰，血行瘀阻
面色青黄（即面色青黄相间，又称苍黄）	属肝郁脾虚
小儿眉间、鼻柱、唇周显现青色	小儿惊风或欲作惊风

（2）**赤色**：主热证，亦见于戴阳证。

面色	临床意义
满面通红	属实热证
午后两颧潮红	属阴虚证
久病重病面色苍白，却时而颧颊泛红，游移不定	戴阳证

（3）**黄色**：主脾虚、湿证。

面色	临床意义
面色萎黄	脾胃气虚
面黄虚浮	脾虚湿蕴
面目肌肤俱黄	称为黄疸，其色鲜明如橘皮者，为阳黄，属湿热；其色晦暗如烟熏者，为阴黄，属寒湿

（4）**白色**：主虚证（包括血虚、气虚、阳虚）、寒证、脱血、夺气。

面色	临床意义
面色淡白无华	血虚证或失血证
面色㿠白虚浮	阳虚水泛
面色苍白	阳气暴脱或阴寒内盛

（5）**黑色**：主肾虚、寒证、水饮、血瘀、剧痛。

面色	临床意义
面色黑而暗淡	多属肾阳虚
面色黑而干焦	多属肾阴虚
眼眶周围见黑色	多属肾虚水饮内停，或寒湿带下
面色黧黑，肌肤甲错	多由血瘀日久所致

望舌色

舌头	舌象	临床意义
淡红舌	舌色淡红润泽、白中透红	为气血调和的征象，常见于正常人。病中见之多属病轻
淡白舌	比正常舌色浅淡，白色偏多红色偏少，舌色白，几无血色者，称为枯白舌	主气血两虚、阳虚；枯白舌主脱血夺气
红舌	较正常舌色红，甚至呈鲜红色。红舌可见于整个舌体，亦可只见于舌尖、舌两边	主实热、阴虚。由于血得热则循行加速，舌体脉络充盈，或因阴液亏乏，虚火上炎，故舌色鲜红。舌色稍红，或仅舌边尖略红者，多属外感风热表证初起；舌体不小，色鲜红者，多属实热证

续表

舌头	舌象	临床意义
绛舌	较红舌颜色更深，或略带暗红色	主里热亢盛
紫舌	全舌呈紫色，或局部有青紫斑点。舌淡而泛青紫者，为淡紫舌；舌红而泛紫色者，为紫红舌；舌绛而泛紫色者，为紫绛舌；舌休局部出现青紫色斑点，大小不等，不高于舌面者，为斑点舌	主血行不畅

望舌苔颜色

	白苔	黄苔	灰黑苔
特征	舌面上所附着的苔垢呈白色	舌苔呈黄色	苔色浅黑称为灰苔，苔色深灰称为黑苔，故常并称为灰黑苔
临床意义	可为正常舌苔，病中多主表证、寒证、湿证	主热证、里证	主阴寒内盛，或里热炽盛等

闻诊

　　闻诊是医生运用听觉诊察患者的语言、呼吸、咳嗽、呕吐、嗳气、肠鸣等声音，以及运用嗅觉嗅患者发出的异常气味、排出物的气味，以了解病情的诊察方法。

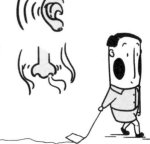

听声音

	病症特征	临床意义
听语音声	声音重浊（鼻音）	表证，鼻渊
	声音低微	气虚
	声音沙哑	表邪壅肺，肺虚
听呼吸声	呼吸急促气热	实热
	呼吸气微	肺肾气虚
	呼吸短促	喘
	喉中鸣笛	哮
听咳嗽声	咳声重浊	痰涎壅肺
	咳声清脆	燥热犯肺
	干咳陈作	阴虚肺热
	咳声低微	肺气不足
	咳声连作，咳后吸气，喉间回声	顿咳（百日咳）
听呃逆声	呃逆声高，短促响亮	实证
	呃逆声低，拖长无力	虚证
听叹气声	喜欢叹气	肝气郁结，心气不足

嗅气味

	病症特征	临床意义
嗅口腔气味	口臭	口腔不洁，龋齿，积食
	臭鸡蛋气味	口腔溃疡，肺痈
	烂苹果气味	消渴（糖尿病）

续表

	病症特征	临床意义
嗅全身气味	周身闻及腥膻气味	汗多
	腋下闻及特殊气味	狐臭
	闻及尿臊气味	尿毒症
嗅鼻腔气味	闻及臭气	鼻渊
	闻及腐肉臭气	鼻腔恶性肿瘤

问诊

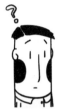

　　问诊是询问患者有关疾病的情况、自觉症状、既往病史、生活习惯等，从而了解患者的各种病态感觉以及疾病的发生、发展、诊疗等情况的诊察方法。

⁛ 问寒热 ⁛

病症特征	临床意义
平时怕冷	素体阳虚
平时怕热	素体阴虚
腿脚冰凉	阳虚
手心脚心发热	阴虚
动则发热	气虚
午后晚上低热	阴虚
恶寒发热	表证
寒热往来	少阳病
但寒不热	里寒
但热不寒	里热
急病高热	实热
长期低热	阴虚，气虚

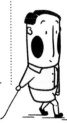

问汗出

病症特征	临床意义
晚上汗出	阴虚盗汗
白天汗出	气虚自汗

问疼痛

病症特征	临床意义
胀痛	气滞
刺痛	瘀血
隐痛	虚证
绞痛	实证，本虚标实
冷痛	寒证
热痛	热证

问头胸腹

病症特征	临床意义
头晕	阳亢，血虚，气虚
胸闷	痰盛，血瘀，气虚
脘闷	气滞，痰湿
腹胀	气滞，便秘

问二便

病症特征	临床意义
便秘	气滞，热结阴虚，血虚
腹泻	脾肾不足

续表

病症特征	临床意义
大便完谷不化	脾虚
大便干稀不匀	肝郁脾虚，脾胃气虚
便血	脾虚，肠热
下坠	大肠气滞
小便量多	消渴
小便量少	热证，肾虚
尿频	膀胱湿热，肾阳不足
小便涩痛	湿热下注
遗尿	肾虚
癃闭	肾虚

问睡眠

病症特征	临床意义
失眠	阴血不足，心火亢盛
嗜睡	痰湿困脾，脾虚，阳虚

问饮食

病症特征	临床意义
口不渴饮	寒证，湿证
口渴欲饮	实热证，阴虚证
食欲减退	湿盛困脾，脾胃虚弱
消谷善饥	胃火亢盛，消渴
口苦	肝胆火旺
口淡	脾胃气虚

问咽喉

病症特征	临床意义
咽干	热毒，阴虚
咽痛	热毒，虚火

问耳目

病症特征	临床意义
眼干	肝火，阴虚
耳鸣	阳亢，肾虚

切诊

　　切诊是医生用手触按患者的动脉脉搏、肌肤、手足、胸腹、腧穴等部位，测知脉象变化及有关异常征象，从而了解病变情况的诊察方法。

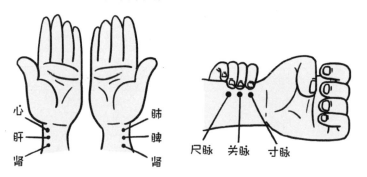

　　寸口又称气口或脉口。单独切按桡骨茎突内侧一段桡动脉的搏动，根据其脉动形象，推测人体生理、病理状况

的一种诊察方法。

寸口脉分为寸、关、尺三部。以腕后高骨（桡骨茎突）为标记，其内侧的部位关前（腕侧）为寸，关后（肘侧）为尺。两手各有寸、关、尺三部，共六部脉。寸、关、尺三部又可施行浮、中、沉三候。

寸口三部分候脏腑

寸口	寸	关	尺
左	心 膻中	肝胆 膈	肾 小腹（膀胱、小肠）
右	肺 胸中	脾胃	肾 小腹（大肠）

按浮、沉、迟、数、虚、实六个纲脉加以归类比较。

脉纲	共同特点	相类脉		
		脉名	脉象	主病
浮脉类	轻取即得	浮	举之有余，按之不足	表证，亦见于虚阳浮越证
		洪	脉体阔大，充实有力，来盛去衰	热盛
		濡	浮细无力而软	虚证，湿困
		散	浮取散漫而无根，伴至数或脉力不匀	元气离散，脏气将绝
		芤	浮大中空，如按葱管	失血，伤阴之际
		革	浮而搏指，中空边坚	亡血，失精，半产，崩漏
沉脉类	重按始得	沉	轻取不应，重按始得	里证
		伏	重按推至筋骨始得	邪闭，厥病，痛极
		弱	沉细无力而软	阳气虚衰，气血俱虚
		牢	沉按实大弦长	阴寒内积，疝气，癥积

脉纲	共同特点	相类脉		
		脉名	脉象	主病
迟脉类	一息不足四至	迟	一息不足四至	寒证，亦见于邪热结聚
		缓	一息四至，脉来怠缓	湿病，脾胃虚弱，亦见于平人
		涩	往来艰涩，迟滞不畅	精伤，血少，气滞，血瘀，痰食内停
		结	迟而时一止，止无定数	阴盛气结，寒痰瘀血，气血虚衰
数脉类	一息五至以上	数	一息五至以上，不足七至	热证，亦主里虚证
		疾	脉来急疾，一息七八至	阳极阴竭，元气欲脱
		促	数而时一止，止无定数	阳热亢盛，瘀滞，痰食停积，脏气衰败
		动	脉短如豆，滑数有力	疼痛，惊恐
虚脉类	应指无力	虚	举按无力，应指松软	气血两虚
		细	脉细如线，应指明显	气血俱虚，湿证
		微	极细极软，似有似无	气血大虚，阳气暴脱
		代	迟而中止，止有定数	脏气衰微，疼痛、惊恐、跌仆损伤
		短	首尾俱短，不及本部	有力主气郁，无力主气损
实脉类	应指有力	实	举按充实而有力	实证，亦见于平人
		滑	往来流利，应指圆滑	痰湿，食积，实热，亦见于青壮年、孕妇
		弦	端直以长，如按琴弦	肝胆病，疼痛，痰饮，亦见于老年健康者
		紧	绷急弹指，状如转索	实寒证，疼痛，宿食
		长	首尾端直，超过本位	阳气有余，阳证，热证，实证，亦见于平人
		大	脉体宽大，无汹涌之势	健康人，亦见于病进

❀ 脘腹分区及所候 ❀

（1）膈以下统称腹部。

（2）剑突的下方，称为心下。

（3）心下的上腹部，称胃脘部。

（4）脐以上的部位称大腹。

（5）有称脐周部位为脐腹者。

（6）脐以下至耻骨上缘称小腹。

（7）小腹的两侧称少腹。

（8）按腹部主要是诊断肝、胆、脾、胃、肾、小肠、大肠、膀胱、胞宫及其附件组织的病证。

（9）一般肝脏诊区位于大腹右上方至右肋缘下及剑突下方。

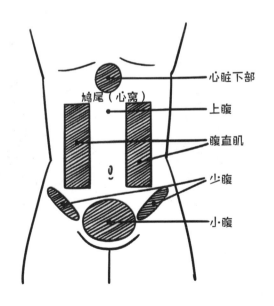

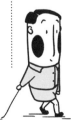

（10）脾脏诊区位于大腹左侧上方至左肋缘下方。

（11）胆位于大腹右侧，腹直肌外缘与肋缘交界处。

（12）胃位于上腹部偏左。

（13）肠位于脐周围（十二指肠在脐右上方，小肠及肠管在脐周围，乙状结肠在左髂窝部，盲肠位于右下腹）。

（14）肾脏诊区位于腰部左、右肋缘下方。

（15）膀胱、胞宫位于小腹部耻骨联合的上方。

（16）胞宫、附件位于左、右少腹部。

脘腹按诊

（1）正常情况下，除大肠（结肠）、膀胱（充盈时）按诊可触及外，其他脏器一般不能触及。

（2）腹部按之肌肤凉而喜温者，属寒证。

（3）腹部按之肌肤灼热而喜凉者，属热证。

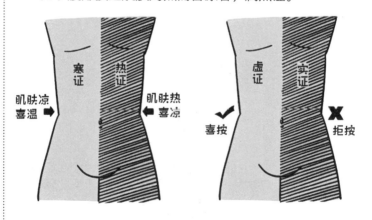

（4）腹痛喜按者，多属虚证。

（5）腹痛拒按者，多属实证。

（6）全腹紧张度降低，触之松软无力，多见于久病重病之人，精气耗损，气血亏虚以及体弱年老之人和经产妇等。

（7）全腹紧张度消失，多见于痿病和脊髓受损导致腹肌瘫痪等。

（8）全腹高度紧张，状如硬板，常因急性胃肠穿孔或脏器破裂引起。

（9）右下腹紧张者，多见于肠痈患者。

（10）湿热蕴结胆腑，胆汁淤滞者，可见右上腹紧张。

（11）脘腹部按之手下饱满充实而有弹性，有压痛者，多为实满。

（12）脘腹部虽然膨满，但按之手下虚软而缺乏弹性，无压痛者，多属虚满。

（13）脘部按之有形而胀痛，推之辘辘有声者，为胃中有水饮。

（14）腹部高度胀大，如鼓之状者，称为鼓胀。

（15）鉴别鼓胀类别时，医生双手分置于腹部两侧相对位置，一手轻轻叩拍腹壁，另一手若有波动感，按之如囊裹水者，为水鼓；一手轻轻叩拍腹壁，另一手无波动感，以手叩击，如击鼓之膨膨然者，为气鼓。

（16）当腹腔内有过多液体潴留时，因重力的关系，可通过体位的改变，在腹腔低处叩击出浊音。

（17）若肠内有气体存在，叩击呈鼓音，此鼓音区域多漂浮在腹水浊音区之上。

（18）肥胖之人腹大如鼓，按之柔软，无脐突，无病证表现者，不属病态。

（19）肿块推之不移，痛有定处者，为癥积，病属血分。

（20）肿块推之可移，或痛无定处，聚散不定者，为瘕聚，病属气分。

（21）肿块大者，为病深。

（22）形状不规则，表面不光滑者，为病重。

（23）坚硬如实者，为恶候。

（24）若腹中结块，按之起伏聚散，往来不定，或按之形如条索状，久按转移不定，或按之手下如蚯蚓蠕动者，多为虫积。

（25）小腹部触及肿物，若触之有弹性，不能被推移，呈横置的椭圆或球形，按压时有压痛，有尿意，排空尿后肿物消失者，多为因积尿所致而胀大的膀胱。

（26）排空尿后小腹肿物不消，若系妇女停经后者，多为怀孕而胀大的胞宫；否则可能是石瘕等胞宫或膀胱的肿瘤。

（27）腹痛喜按，按之痛减，腹壁柔软者，多为虚证，常见的有脾胃气虚等。

（28）腹痛拒按，按之痛甚，并伴有腹部硬满者，多为实证，如饮食积滞，胃肠积热之阳明腑实、瘀血肿块等。

（29）局部肿胀拒按者，多为内痈。

（30）按之疼痛，固定不移，多为内有瘀血。

（31）按之胀痛，病处按此及彼者，为病在气分，多为气滞气闭。

（32）腹部压痛的出现，多表示该处腹腔内的脏器有损害。

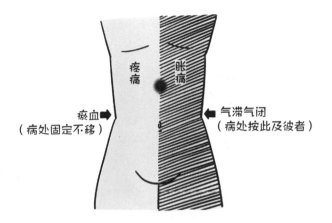

（33）右季肋部压痛，见于肝、胆、右肾和降结肠的病变。

（34）上腹部压痛，见于肝、胆、胃、胰和横结肠病变。

（35）左季肋部压痛，见于脾、左肾、降结肠等病变。

（36）右腰部压痛，多见于肾和升结肠病变。

（37）脐部压痛，见于小肠、横结肠、输尿管病变。

（38）左腰部压痛，见于左肾、降结肠病变。

（39）下腹部压痛，常见于膀胱疾病、肠痈或女性生殖器官病变。

（40）左少腹作痛，按之累累有硬块者，多为肠中有宿粪。

（41）右少腹作痛而拒按，或出现反跳痛（按之局部有压痛，若突然移去手指，腹部疼痛加剧），或按之有包块应手者，常见于肠痈等病。

（42）妇女妊娠3个月后，一般可以在其小腹部触及胀大的胞宫。

（43）妊娠5～6个月时，胞宫底约与脐平。

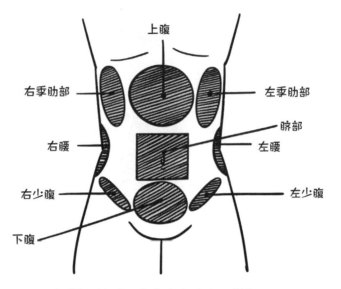

右季肋部

右腰

右少腹

下腹

上腹

左季肋部

脐部

左腰

左少腹

（44）妊娠 7 月时，胞宫底在脐上 3 横指。

（45）妊娠 9 月至足月时，胞宫底在剑突下 2 横指。

（46）如妊娠后腹形明显大于正常，皮肤光亮，按之胀满者，多为胎水肿满。

（47）如妊娠后腹形明显小于正常，而胎儿尚存活者，多为胎萎不长。

（48）正常人的肾脏一般不能触及，只有身材瘦长的人有时可以触及右肾的下极。

（49）当触及肾脏时，患者往往会有类似恶心的不适感觉。

（50）如在吸气时能触到 1/2 以上的肾脏，即可以诊断为肾下垂。

（51）当触及肾脏肿大时，多提示肾痈、肾盂积水或肾脏肿瘤。

中医八纲辨证

　　八纲，即阴、阳、表、里、寒、热、虚、实。它是根据四诊收集的各种病情资料，进行分析综合，以概括疾病的大致类别、部位、性质、邪正盛衰四方面的情况，从而归纳为八类基本证型，这就是八纲辨证。

　　八纲辨证是概括性的辨证纲领，是各种辨证的总纲。任何一种疾病，从类别上来说，不是阴证就是阳证；从病位上来说，不是表证就是里证；从性质上来说，不是寒证就是热证；从邪正盛衰上来说，不是虚证就是实证。尽管疾病的表现极其复杂多样，但运用八纲辨证可以提纲挈领地对其本质进行高度概括。

阴阳辨证

　　阴阳是八纲辨证的总纲。在诊断上，可根据临床上证候表现的病理性质，将一切疾病分为阴阳两个主要方面。阴阳，实际上是八纲的总纲，它可概括其他六个方面的内容，即表、热、实属阳，里、寒、虚属阴。故有人称八纲为"二纲六要"。

　　在临床上，由于表、里、寒、热、虚、实之间有时是相互联系的，不能

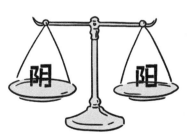

截然划分。因此，阴证和阳证之间有时也是不能截然分开的，往往出现阴中有阳、阳中有阴的复杂证候。

阴 证

望诊 面色苍白或暗淡，身重蜷卧，倦怠无力，萎靡不振，舌质淡而胖嫩，舌苔润滑。

闻诊 语声低微，静而少言，呼吸怯弱，气短。

问诊 大便腥臭，饮食减少，口中无味，不烦不渴，或喜热饮，小便清长短少。

切诊 腹痛喜按，身寒足冷，脉沉微细涩，弱迟无力。

阳 证

望诊 面色潮红或通红，喜凉，狂躁不安，口唇燥裂，舌质红绛，苔色黄或老黄，甚则燥裂，或黑而生芒刺。

闻诊 语声壮厉，烦而多言，呼吸气粗，喘促痰鸣，狂言叫骂。

问诊 大便或硬或秘，或有奇臭，恶食，口干，烦渴引饮，小便短赤。

切诊 腹痛拒按，身热足暖，脉浮洪数大，滑实而有力。

表里辨证

表里是辨别病变部位内外浅深的两个纲领。表与里是相对的概念，如皮肤与筋骨相对而言，皮肤属表，筋骨属里；脏与腑相对而言，腑属表，脏属里；经络与脏腑相对而言，经络属表，脏腑属里；经络中三阳经与三阴经相对而言，三阳经属表，三阴经属里等。

表里主要代表辨证中病位的内外浅深。一般而论，身体的皮毛、肌腠在外，属表；血脉、骨髓、脏腑在内，属里。临床辨证时，一般把外邪侵犯肌表，病位浅者，称为表证；病在脏腑，病位深者，称为里证。但是表里证候的辨别主要是以临床表现为依据，因而不能把表里看作固定的解剖部位，不能机械地理解。

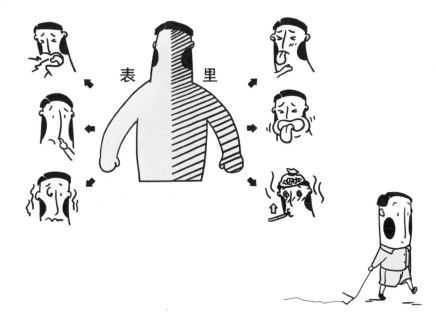

表证 表证是外邪从皮毛、口鼻侵入人体，病位表浅，邪在肌肤之证候，多起病急、病程短。多见于外感病初期阶段。

◇**常见临床表现** 发热，恶寒或恶风，苔薄，脉浮为主症，常兼见头身痛，喷嚏，鼻塞，流涕，咽喉痒痛，咳嗽等症状。

里证 里证是病变部位深在脏腑、气血、骨髓所反映的证候，多病程长。多见于外感病中，后期及内伤病。病变所在脏腑不同，其临床表现各异。

❖ 寒热辨证

寒证与热证，是机体阴阳偏盛偏衰的反映，是疾病性质的主要体现，故应对疾病的全部表现进行综合观察，尤

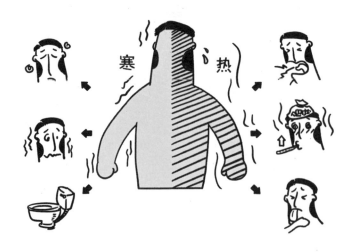

其是恶寒发热、对寒热的喜恶、口渴与否、面色的赤白、四肢的温凉、二便、舌象、脉象等，是辨别寒证与热证的重要依据。

寒证

寒证是指感受寒邪，或阳虚阴盛，导致机体功能活动衰退所表现的具有冷、凉特点的证候。其多因为外感寒邪，或过食生冷，或因久病，阳气虚弱而阴寒内盛。辨证时应该注意本证候症状有冷、白、稀、润、静的特点。

◇**常见临床表现** 恶寒、畏寒，冷痛、喜暖、口淡不渴，肢冷蜷卧，痰、涎、涕清稀，小便清长，大便稀溏，面色白，舌淡，苔白而润，脉迟或紧等。

热证

热证是指感受阳热邪气或阴虚阳亢，导致机体功能活动亢进所表现的具有温、热特点的证候。其多因外感火热阳邪，或过服温燥之品，或体内阳热之气过盛所致；也有内伤久病、阴液耗损而阳气偏亢者。辨证时应该注意本证有热、黄、稠、燥、动的特点。

◇**常见临床表现** 发热，恶热喜冷，口渴欲饮，面赤，烦躁不宁，痰、涕黄稠，小便短黄，大便干结，舌红，苔黄燥少津，脉数等。

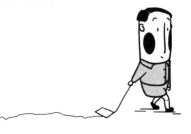

寒证、热证的鉴别

鉴别要点	寒证	热证
寒热喜恶	恶寒喜温	恶热喜凉
口渴	不渴	渴喜冷饮
面色	白	红
四肢	冷	热
大便	稀溏	秘结
小便	清长	短赤
舌象	舌淡苔白润	舌红苔黄
脉象	迟或紧	数

虚实辨证

　　虚实是辨别邪正盛衰的两个纲领，主要反映病变过程中人体正气的强弱和致病邪气的盛衰。

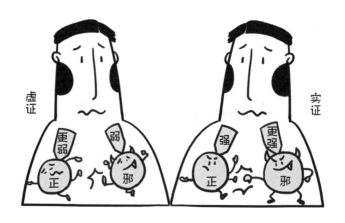

虚证　　　　　　　　　　　　　　　　实证

虚证

虚证主要是由于正气虚弱引起的一类疾病。如果身体某处出现失调，就会导致正气的衰弱，此时即使身体遭到并不强大的邪气势力侵袭，也无法进行有效抵御，从而患病。实证是一种由于病邪势力过大引起的疾病。也就是说，虽然体内正气并不虚弱，但病邪势力较正气强大，正气斗争不过病邪，从而引起疾病的发生。

虚证患者在治疗疾病时，首先要考虑如何改善体力和恢复正气。因此，有必要查出正气衰弱的真正原因。一般正气衰弱表现为气、血、津液的不足以及脏腑功能失调等方面。如果能够找出身体哪方面失调，就可以对症下药，补其不足，调其失衡，从而达到治疗目的。

实证

实证指的是正气虽然不弱，但无法抵挡强大的病邪攻势而导致的一种疾病状态。如平时很少感冒的人受到流感等强势病毒侵袭时发病，这样的情况一般属实证感冒。

实证患者在治疗疾病时，一般需要采用将病邪逐出体外的治疗措施。因此，首先应当分析确定病邪的类型，再据此找出适合的处方进行治疗。

虚证、实证的鉴别

鉴别要点	虚证	实证
病程	长（久病）	短（新病）
体质	多虚弱	多壮实
精神	萎靡	兴奋
声息	声低息微	声高气粗
疼痛	喜按	拒按
胸腹胀满	按之不痛，胀满时减	按之疼痛，胀满不减
发热	五心烦热，午后微热	蒸蒸壮热
恶寒	畏寒，得衣近火则减	恶寒，添衣加被不减
舌象	质嫩，苔少或无苔	质老，苔厚腻
脉象	无力	有力

第四章

了解中药常识，

正确使用中药

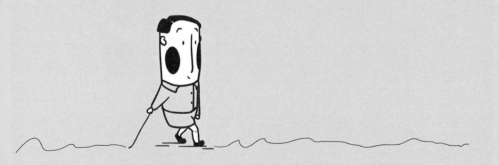

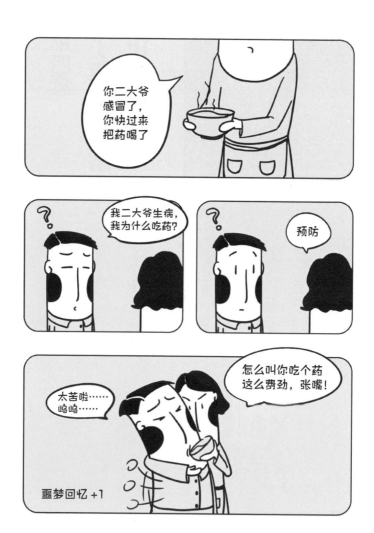

正确认识中药

中药的发明和应用，在我国有着悠久的历史、独特的理论体系和应用形式，充分反映了我国历史文化、自然资源的特点，因此人们习惯把凡是以中国传统医药理论指导采集、炮制、制剂，说明作用机制，指导临床应用的药物，统称为中药。

简而言之，中药就是指在中医理论指导下，用于预防、治疗、诊断疾病并具有康复与保健作用的物质。它对维护我国人民健康、促进中华民族的繁衍昌盛做出了重要贡献。

选择中药的方法

中药治疗是中医治疗体系的两大支柱之一。要想成功地发挥中药的治疗效果，首先要辨明所患疾病的证型，然后选出对应体质和症状的中药进行组合。这一环节相当重要，因此即使是相同的症状，根据患者的体质等不同，所适合的药物也不尽相同。

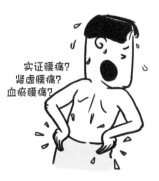

实证腰痛?
肾虚腰痛?
血瘀腰痛?

选择适合各种病症的中药的关键是要弄清楚其症状是由于外因所导致的，还是因为身体自身功能障碍所引起的。例如，腰痛分为实证腰痛（由于寒湿邪气侵袭导致）、肾虚腰痛（由于肾脏功能低下引起）和血瘀腰痛（由于血液瘀滞造成）三种类型。若出现针刺样疼痛，活动或摇动时疼痛增强者，考虑可能是血瘀型腰痛。若被确诊为血瘀腰痛，则可以选择桂枝茯苓丸以及通导散等中药进行治疗。

中药的种类

中药主要来源于天然药及其加工品，包括植物药、动物药、矿物药及部分化学、生物制品类药物。由于中药以植物药居多，故有"诸药以草为本"的说法，因而自古把中药称为本草。

草药，系指广泛流传于民间，在正规中医院应用不太普遍，为民间医生所习用，且加工炮制尚欠规范的部分中药。中草药，实则是指中药和草药的混称。由此可见，草药、中草药与中药、本草没有质的区别，为避免混淆，应统一于中药的概念中。

所谓民族药，是指中国少数民族地区所习用的药物，其药源与中药基本相同，它是在吸收中医药学及国外医药学相关理论和经验的基础上，又在实践中逐步发展形成具有民族医药学特色和较强地域性的药物，如藏药、蒙药、维药、傣药、苗药、彝药等。广而言之，民族药与中药同样都是中国传统医药的一个重要组成部分。

中成药则是以中药材为原料，在中医药理论指导下，按规定的处方和方法，加工制成一定的剂型，标明药物作用、适应证、剂量、服法，供医生、病人直接选用，符合药品法规定的药物。中成药也就是中药复方或单方使用的成品药剂，自然也是中国传统医药的一个重要组成部分。

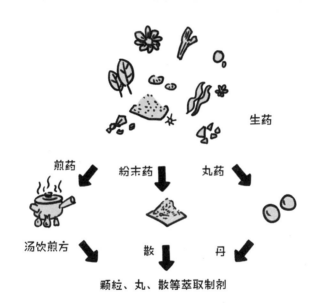

生药

煎药　　　粉末药　　　丸药

汤饮煎方　　　散　　　丹

颗粒、丸、散等萃取制剂

中药的配伍

中药的配伍是按照病情的不同需要和药物的不同特点，有选择地将两种以上的药物合在一起应用。

从中药的发展史来看，在中医药萌芽时代，人们治疗疾病一般都是采用单味药物的形式，后来由于药物品种日

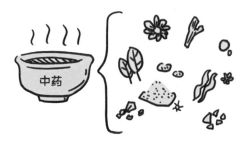

趋增多，人们对药性特点不断明确，对疾病的认识逐渐深化，由于疾病可表现为数病相兼，或表里同病，或虚实互见，或寒热错杂等复杂病情，因而人们用药也就由简到繁，出现了多种药物配合应用的方法，并逐步积累了配伍用药的规律，从而既照顾到复杂病情，又增加了疗效，减少了毒副作用。

《神农本草经》将各种药物的配伍关系归纳为"有单行者，有相须者，有相使者，有相畏者，有相恶者，有相反者，有相杀者，凡此七情，合和视之"。

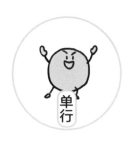

单行是单用一味药来治疗某种病情单一的疾病。

举例 古方独参汤，即单用一味人参，治疗大失血所引起元气虚脱的危重病证；清金散，即单用一味黄芩，治疗肺热出血的病证；马齿苋治疗痢疾；夏枯草膏消瘿瘤；益母草膏调经止痛；鹤草根芽驱除绦虫；柴胡针剂发汗解热；丹参片剂治疗胸痹绞痛等。

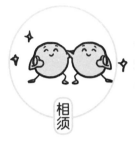

相须是两种功效类似的药物配合应用，可以增强原有药物的功效。相须构成了复方用药的配伍核心，是中药配伍应用的主要形式之一。

◦举例 麻黄配桂枝，能增强发汗解表、祛风散寒的作用；知母配贝母，可以增强养阴润肺、化痰止咳的功效；附子、干姜配合应用，以增强温阳守中、回阳救逆的功效；陈皮配半夏，以加强燥湿化痰、理气和中之功；全蝎、蜈蚣同用，能明显增强平肝息风、止痉定搐的作用。

相使是以一种药物为主，另一种药物为辅，两药合用，辅药可以提高主药的功效。

◦举例 黄芪配茯苓治脾虚水肿，黄芪为健脾益气、利尿消肿的主药，茯苓淡渗利湿，可增强黄芪益气利尿的作用；枸杞子配菊花治目暗昏花，枸杞子为补肾益精、养肝明目的主药，菊花清肝泻火，兼能益阴明目，可以增强枸杞的补虚明目的作用；石膏配牛膝治胃火牙痛，石膏为清胃降火、消肿止痛的主药，牛膝引火下行，可增强石膏清火止痛的作用；白芍配甘草治血虚失养、筋挛作痛，白芍为滋阴养血、柔筋止痛的主药，甘草缓急止痛，可增强白芍荣筋止痛的作用；黄连配木香治湿热泻痢、腹痛里急，黄连为清热燥湿、解毒止痢的主药，木香调中宣滞，行气止痛，可增强黄连清热燥湿、行气化滞的功效。

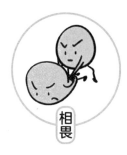

相畏

相畏是一种药物的毒副作用能被另一种药物所抑制。

举例 半夏畏生姜，即生姜可以抑制半夏的毒副作用，生半夏可"戟人咽喉"，令人咽痛音哑，用生姜炮制成姜半夏，其毒副作用可大为减轻；甘遂畏大枣，大枣可抑制甘遂峻下逐水、减伤正气的毒副作用；熟地黄畏砂仁，砂仁可以减轻熟地黄滋腻碍胃、影响消化的副作用；常山畏陈皮，陈皮可以缓和常山截疟而引起恶心、呕吐的胃肠反应。

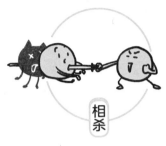

相杀是一种药物能够消除另一种药物的毒副作用。

举例 羊血杀钩吻毒，金钱草杀雷公藤毒，麝香杀杏仁毒，绿豆杀巴豆毒，生白蜜杀乌头毒，防风杀砒霜毒等。

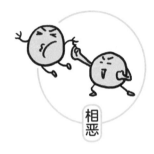

相恶是一种药物能破坏另一种药物的功效。

举例 人参恶莱菔子，莱菔子能削弱人参的补气作用，生姜恶黄芩，黄芩能削弱生姜温胃止呕的作用；近代研究显示，吴茱萸有降压作用，但与甘草同用时，这种作用即消失，也可以说吴茱萸恶甘草。

相反是两种药物同用能产生剧烈的毒副作用。

举例 甘草反甘遂，贝母反乌头等用药禁忌"十八反""十九畏"中的若干药物。

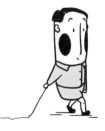

了解中药治病方法

中药的作用与特点

每味药物都有四气五味的不同，因而也就具有不同的治疗作用。历代本草在论述药物的功用时，首先标明其气和味，可见气与味是药物性能的重要标志之一，这对于认识各种药物的共性和个性以及临床用药都有实际意义。

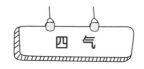

四气

四气，就是寒、热、温、凉四种不同的药性，又称四性。它反映了药物对人体阴阳盛衰、寒热变化的作用倾向，为药性理论的重要组成部分，也是说明药物作用的主要理论依据之一。四气之中寓有阴阳含义，寒凉属阴，温热属阳，寒凉与温热是相对立的两种药性，而寒与凉、温与热之间则仅是程度上的不同，即"凉次于寒""温次于热"。

药性的寒、热、温、凉是由药物作用于人体所产生的不同反应和所获得的不同疗效而总结出来的，它与所治疗疾病的性质是相对而言的。如患者表现为高热烦渴、面红目赤、咽喉肿痛、脉洪数等，这属于阳热证，用石膏、知母、栀子等药物治疗后，上述症状得以缓解或消除，说明它们的药性是寒凉的；反之，如患者表现为四肢厥冷、面色发白、脘腹冷痛、脉微欲绝等，这属于阴寒证，用附子、肉桂、干姜等药物治疗后，上述症状得以缓解或消除，说明它们的药性是温热的。

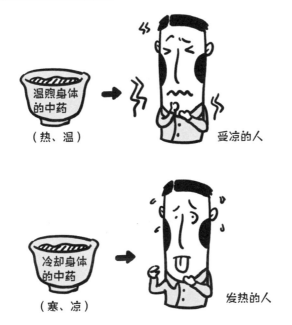

温煦身体的中药（热、温）→受凉的人

冷却身体的中药（寒、凉）→发热的人

　　一般来讲，寒凉药多具有清热泻火、凉血解毒、滋阴除蒸、泻热通便、清热利尿、清化热痰、清心开窍、凉肝息风等作用；而温热药则多具有温里散寒、暖肝散结、补火助阳、温阳利水、温经通络、引火归源、回阳救逆等作用。

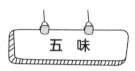

五 味

五味，是指药物有酸、苦、甘、辛、咸五种不同的味道，因而具有不同的治疗作用。

辛

"能散、能行"，即具有发散、行气行血的作用。一般解表药、行气药、活血药多具有辛味。因此辛味药多用治表证及气血阻滞之证。如苏叶发散风寒，木香行气除胀，川芎活血化瘀等。此外，《内经》云："辛以润之"，就是说辛味药还有润养的作用，如款冬花润肺止咳，菟丝子滋养补肾等。

甘

"能补、能和、能缓"，即具有补益、和中、调和药性和缓急止痛的作用。一般滋养补虚、调和药性及制止疼痛的药物多具有甘味。甘味药多用治正气虚弱、身体诸痛及调和药性、中毒解救等。如人参大补元气，熟地黄滋补精血，饴糖缓急止痛，甘草调和药性并解药食中毒等。

酸

"能收、能涩"，即具有收敛、固涩的作用。一般固表止汗、敛肺止咳、涩肠止泻、固精缩尿、固崩止带的药物多具有酸味。酸味药多用治体虚多汗、肺虚久咳、久泻肠滑、遗精滑精、遗尿尿频、崩带不止等证。如五味子固表止汗，乌梅敛肺止咳，五倍子涩肠止泻，山茱萸涩精止遗，赤石脂固崩止带等。

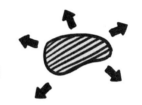

属性为酸味的中药
从肝散布到全身

苦

"能泄、能燥、能坚"，即具有清泄火热、泄降气逆、通泄大便、燥湿、坚阴（泻火存阴）等作用。一般清热泻火、下气平喘、降逆止呕、通利大便、清热燥湿、苦温燥湿、泻火存阴的药物多具有苦味。苦味药多用治热证、火证、喘咳、呕恶、便秘、湿证、阴虚火旺等。如黄芩、栀子清热泻火，杏仁、

属性为苦味的中药
从心散布到全身

葶苈子降气平喘，半夏、陈皮降逆止呕，大黄、枳实泄热通便，龙胆草、黄连清热燥湿，苍术、厚朴苦温燥湿，知母、黄柏泻火存阴等。

咸

"能下、能软"，即具有泻下通便、软坚散结的作用。一般泻下或润下通便及软坚散结的药物多具有咸味。咸味药多用治大便燥结、痰核、瘰疬、癥瘕痞块等。如芒硝泄热通便，海藻、牡蛎消散瘰疬，鳖甲软坚散结等。

中药治病特点

中药处方有两个特点，即同病异治和异病同治。

同病异治

同病异治是指相同的疾病，使用不同的药方进行医治。如感冒可分为风邪、火热等类型，导致疾病的病邪不同，症状也有所不同。另外，根据患者的体质和生活习惯等，症状也会不同。也就是说，虽然都被称为感冒，但分为多种证型，治疗时需要对应不同的证，选用不同的处方。

考虑疾病最根本的原因和患者的体质，不同的疾病也可以选用相同的药方进行治疗，称为异病同治。如痛经和膝关节的神经痛，表面看是两个完全没有关联的疾病，但都是由于血瘀造成的，所以可以采用相同的治疗血瘀的药方。

异病同治

可以说，中医不是根据疾病治疗，而是根据每个人的体质和症状进行辨证论治，这也是中医的主要治疗特点。

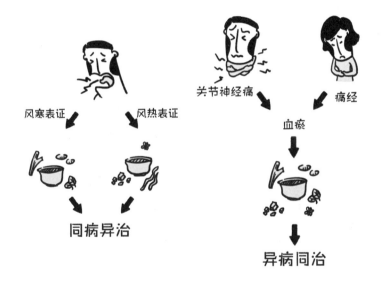

关节神经痛　　　痛经

血瘀

风寒表证　　　风热表证

同病异治

异病同治

中药的副作用

中药直接利用自然界的植物等，在长期的历史实践中，其安全性也得到了验证，所以副作用比较少。而且多种中药组合在一起，其作用也被有效地控制了。

但是，如果误选、误用了中药，也会对身体造成不良影响。有些中药有时还会与某些人的体质不合，也就是说，如果错误判定了证，开出的中药反而有可能使病情恶化。另外，治疗血瘀和气滞等的药物有可能导致流产，所以妊娠妇女应该特别注意。

此外，中药与西药、营养补充剂一起服用时，有可能相互影响药效，因此在与其他药物一起服用之前，咨询有关专家是非常重要的。

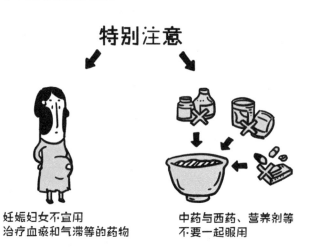

特别注意

妊娠妇女不宜用
治疗血瘀和气滞等的药物

中药与西药、营养剂等
不要一起服用

中药预防"未病"

中药的作用不单是治疗疾病。即使被医生告知"哪里都没有问题"，仅仅是身体状态不好（未病），中医也能对其加以预防治疗。

　　例如，胃肠虚弱、容易感冒者，平时所表现的症状并没有达到疾病的程度。可是，中医按照"治未病"的原则，可以利用药方改善体质。也就是说，通过中药的治疗，可以使患者少患感冒，增强体力。

　　另外，如血瘀所导致的肩部酸痛、头痛等症状，均有发展成为动脉硬化、脑梗死等病的可能，利用中药可以将症状控制在未病阶段。其结果有效预防了其他疾病的发生。

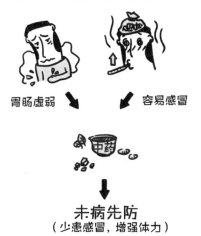

胃肠虚弱　　　　　容易感冒

未病先防
（少患感冒，增强体力）

　　由此可见，中药的使用不但在疾病的治疗过程中有意义，同时能够有效地预防疾病的发生。

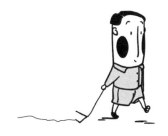

科学服用中药

中药的用法

1 中药汤剂煎煮方法

① 汤药一般每次煮1日的药量，再分2～3次服用。

② 煎煮时，将1日剂量的中药与适量的水一起放入砂锅等容器，用大火煮开后改为小火，煮至大约水量剩下一半。

③ 中药煮过之后，需要立即过滤药渣（建议事先将药装入药袋里煎煮，之后只要将药袋取出即可）。

④ 不立刻服用的汤药应该放在凉爽通风处保存，如果气温过高，最好放入冰箱里。

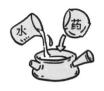

①放入1日剂量的中药和适量的水

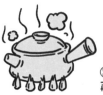

②先用大火煮开，再用小火煮至水量剩下一半

③分 2~3 次服用

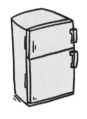

④剩余汤药宜放置在阴凉处保存

2 服药时间

⌐1┐ 汤剂一般每日 1 剂，煎 2 次分服，2 次间隔时间为 4 ~ 6 小时（具体情况按照医生或药剂师的指导服用）。

⌐2┐ 宜饭前服的药：治疗胃、肝、肾疾患的药物，如开胃药。

⌐3┐ 宜饭后服的药：①眩晕、头痛、目疾、咽痛等；②对胃肠有刺激性的药物、消食药。

⌐4┐ 宜空腹服的药：补益药、驱虫药、攻下药、峻下逐水药（晨起空腹服）等。

⌐5┐ 宜睡前服的药：治疗失眠多梦的安神药、缓泻通便药。

⌐6┐ 无论饭前或饭后，服药与进食都应间隔 1 小时左右。

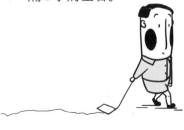

3 服药剂量

1 一般成人每次以服用 150 毫升为宜，每日 2 次（具体情况按照医生或药剂师的指导服用）。

2 儿童：①1 岁以内用成人药量的 1/5；②1 ~ 3 岁用成人药量的 1/4；③4 ~ 7 岁用成人药量的 1/3；④8 ~ 10 岁用成人药量的 1/2；⑤10 岁以上可服用成人药量。

4 服药方法

1 汤剂：一般宜温服（30 ~ 35℃）。①解表药宜偏热服，服后盖好衣被，或进食热粥，助汗出；②寒证用热药宜热服；③热证用寒药宜冷服。

2 丸剂：①颗粒较小者，可直接用温开水送服；②大蜜丸者，可以分成小粒吞服；③水丸质硬者，可用开水溶化后服。

3 散剂、粉剂：可用蜂蜜加以调和送服，或装入胶囊中吞服。

4 膏剂：宜用开水冲服。

5 颗粒剂：宜用开水冲服。

6 糖浆剂：可以直接吞服。

5 服药注意

1 茶和果汁等与中药混在一起，会和中药的成分之间相互影响，可能会降低药效，故应该尽量避免。

◎2 一般来说，中药和西药一起服用是没有问题的。医生在开处方的时候，大多数情况是用中药和西药配合进行治疗的。但是，依靠自己的判断混合服用是不可以的。因为混合服用的话，有些中药的成分会干扰西药的效果。相反地，有些西药的成分也会抑制中药的有效发挥。因此，**当出现需要中药与西药合用的情况，都应在医生的指导下服用。**

◎3 有人认为，中药需要长期服用才能收到效果，但实际上并不一定如此。如患有感冒等急性病者，有时服用 1 次中药就能立刻退热。但如果想改善体质或医治慢性疾病，则还是需要坚持服用一段时间才能取得疗效。而且，根据症状的变化，要不断改变中药的处方。至于服用多长时间才能收到疗效，没有明确的答案，有的人服用 1 ~ 2 个月就可以取得效果，而有的人服用半年才能取得效果。因此，每天耐心地坚持服药才是最重要的。

中药处方应随时调整

中医在决定治疗方法时，必须透彻分析所患疾病的证型。但是，并不是决定了疾病的证之后就不改变了。其实，疾病的状态和症状、患者的体质等，在疾病的进程中是不断变化的。也就是说，证是不断变化的。若患者突然感到服用中药后会有不适，则预示着患者的证在发生改变，应及时调整药方。

如果证发生改变，就需要更换适合的中药处方。在疾病的初期，应该仔细观察服药后的身体状况和症状的变化，还要注意证的变化，以调整适合的药方。这种先分析证型，再根据证用药治疗的方法称为辨证论治。若病情进入稳定时期或转为慢性疾病，则可能需要长期服用相同的药方。

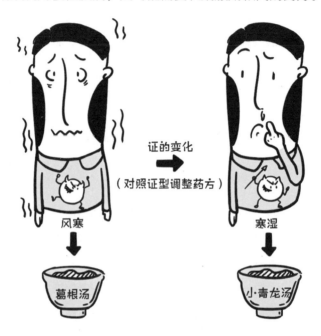

证的变化

（对照证型调整药方）

风寒

寒湿

葛根汤

小·青龙汤

第五章
熟悉经络腧穴，为针灸推拿打好基础

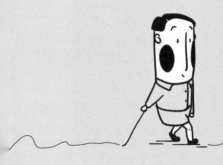

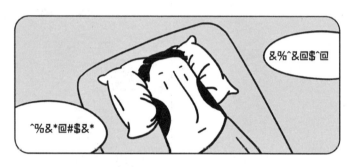

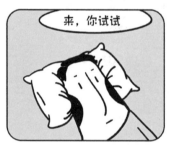

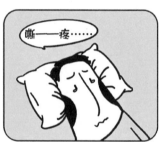

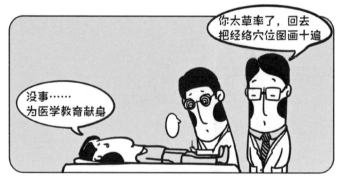

什么是经络

经络

是经和络的总称。经，又称经脉，有路径之意。经脉贯通上下，沟通内外，是经络系统中纵行的主干，故曰："经者，径也。"经脉大多循行于人体的深部，且有一定的循行部位。络，又称络脉，有网络之意。络脉是经脉别出的分支，较经脉细小，故曰："支而横出者为络。"络脉纵横交错，网络全身，无处不至。

经络系统

经络相贯，遍布全身，形成一个纵横交错的联络网，通过有规律的循行和复杂的联络交会，组成了经络系统，把人体五脏六腑、肢体官窍及皮肉筋骨等组织紧密地联结成统一的有机整体，从而保证了人体生命活动的正常进行。

经络是运行气血、联络脏腑肢节、沟通内外上下、调节人体功能的一种特殊的通路系统。

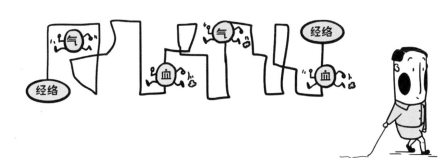

经络的组成与作用

阴阳理论贯穿于整个中医理论，经络系统亦以阴、阳来命名。分布于肢体内侧面的经脉为阴经，分布于肢体外侧面的经脉为阳经。一阴一阳衍化为三阴三阳，相互之间具有相对应的表里相合关系，即肢体内侧面的前、中、后分别称为太阴、厥阴、少阴，肢体外侧面的前、中、后分别称为阳明、少阳、太阳。

脏为阴，腑为阳。内脏"藏精气而不泻"者为脏，为阴；"传化物而不藏"者称腑，为阳。每一阴经分别隶属于一脏，每一阳经分别隶属于一腑，各经都以脏腑命名。

上为手，下为足。分布于上肢的经脉，在经脉名称之前冠以"手"字；分布于下肢的经脉，在经脉名称之前冠以"足"字。

十二经脉根据各经所联系的脏腑的阴阳属性以及在肢体循行部位的不同，具体分为手三阴经、手三阳经、足三阴经、足三阳经四组。

十二经脉的名称分别是手太阴肺经、手厥阴心包经、手少阴心经、手阳明大肠经、手少阳三焦经、手太阳小肠经、足太阴脾经、足厥阴肝经、足少阴肾经、足阳明胃经、足少阳胆经、足太阳膀胱经。

循行分布于上肢的称手经；循行分布于下肢的称足经。分布于四肢内侧（上肢是指屈侧）的称为阴经，属脏；分布于四肢外侧（上肢是指伸侧）的称阳经，属腑。

	阴经（属脏）	阳经（属腑）	循行部位（阴经行于内侧，阳经行于外侧）	
手	太阴肺经	阳明大肠经	上肢	前线
	厥阴心包经	少阳三焦经		中线
	少阴心经	太阳小肠经		后线
足	太阴脾经	阳明胃经	下肢	前线
	厥阴肝经	少阳胆经		中线
	少阴肾经	太阳膀胱经		后线

任脉和督脉是属于奇经八脉系统中的经络。任、督二脉与十二经脉相连通，并且可以调节流经任、督二脉的血液循环。

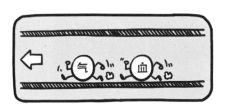

十四经脉	主要生理功能
手太阴肺经	调节肺脏功能
手阳明大肠经	与肺经共同调节大肠功能
足阳明胃经	主要调节胃的功能，促进消化吸收
足太阴脾经	与胃经共同调节消化吸收功能
手少阴心经	调节大脑和心的功能
手太阳小肠经	与心经一起调节小肠功能
足太阳膀胱经	调节膀胱功能，与生殖和老化相关
足少阴肾经	调节肾的功能，与生殖和老化相关
手厥阴心包经	调节心脏功能
手少阳三焦经	为内脏活动提供热量和水分
足少阳胆经	调节胆
足厥阴肝经	调节肝脏和血液运行
任脉	调节生殖功能
督脉	调节大脑功能

十四经腧穴的分经主治既具有各自的分经主治规律，又在某些主治上有共同特点。

手三阴经

经名	本经主治特点	二经主治特点	三经主治特点
手太阴经	肺、喉病		
手厥阴经	心、胃病	神志病	胸部病
手少阴经	心病		

手三阳经

经名	本经主治特点	二经主治特点	三经主治特点
手阳明经	前头、鼻、口、齿病		
手少阳经	侧头、胁肋病	眼、耳病	咽喉病、热病
手太阳经	后头、肩胛、神志病		

足三阳经

经名	本经主治特点	二经主治特点	三经主治特点
足阳明经	前头、口齿、咽喉、胃肠病		
足少阳经	侧头、耳、胁肋病	眼病	神志病、热病
足太阳经	后头、背腰病（背俞治相应脏腑、器官病）		

足三阴经

经名	本经主治特点	二经主治特点	三经主治特点
足太阴经	脾胃病		
足厥阴经	肝病	前阴病	腹部病、妇科病
足少阴经	肾、肺、咽喉病		

任督二脉

经名	本经主治特点	二经主治特点
任 脉	回阳、固脱、强壮作用	神志病、脏腑病、妇科病
督 脉	中风、昏迷、热病、头面病	

确定腧穴的方法

腧穴是按照与关节、椎骨或脐等部位的距离，以被取穴者的指宽（一拇指宽或两指宽）为标准丈量来定位。

一指宽
（大拇指关节部的宽度）

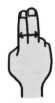

两指宽
（食指和中指的宽度总和）

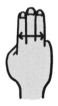

三指宽
（食指、中指和无名指的宽度总和）

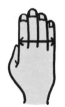

四指宽
（食指、中指、无名指和小·指的宽度总和）

注意 此标准是确定不变的，有时会因为个人差异而有些偏差。因此首先要找到腧穴的大致部位，然后再通过触摸周围的皮肤等，确定正确的定位。

若经络或与其相关的脏腑功能出现失调时，触摸腧穴会发现皮肤

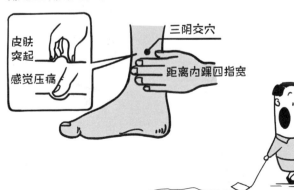

皮肤突起

感觉压痛

三阴交穴

距离内踝四指宽

突起或感到深部有压痛感。如果出现皮肤肌肉凹陷、自觉麻木、较其他部位热或凉、皮肤粗糙或潮湿等不正常的现象，都可作为确定腧穴的依据。

按压腧穴的方法

1 按压腧穴时的心理准备

按压腧穴时，请尽量避免看电视或聊天等。要想使按压腧穴的效果更加理想，敷衍按压是不可取的，应将全部意识集中起来。虽然要求集中精神，但如果将全部力量加在腧穴上往往会适得其反，效果不佳。

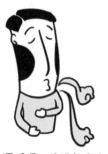

① 深呼吸，放松整个身心

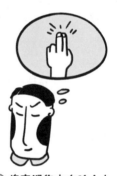

② 将意识集中在腧穴上

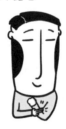

③ 按压腧穴
（最好一边按压腧穴）

2 按压腧穴时的呼吸与节律

一般人在吸气时，肌肉紧张僵硬，吐气时身体放松。如果在吸气时按压腧穴，会导致肌肉疼痛。

因此，在按压腧穴时应该将空气徐徐吐出，然后一边慢慢吸气，一边将按压的手放开。另外，不要一口气用力按压，而应慢慢将力量渗透进去，再缓缓松开。

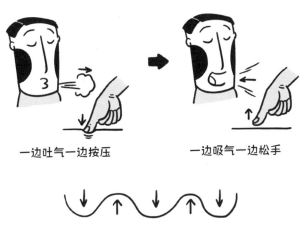

一边吐气一边按压　　　　　　一边吸气一边松手

3~5 秒按压吐气、松手吸气，反复 5~10 次

3 按压腧穴的其他要点

保持垂直　　要每天坚持　穿宽松的衣服　力度以感觉舒服
方向按压　　　　　　　　　　　　　　的疼痛程度为佳

4 避免在以下情况按压腧穴

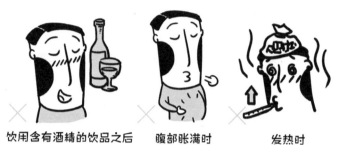

饮用含有酒精的饮品之后　　腹部胀满时　　　　发热时

十四经脉腧穴

手太阴肺经

1 循行部位

手太阴肺经起于中焦，下络大肠，复返向上沿着胃的上口，穿过横膈膜，直属于肺，上至气管、喉咙，沿锁骨横行至腋下（中府、云门），沿着上肢内侧前缘下行，至肘

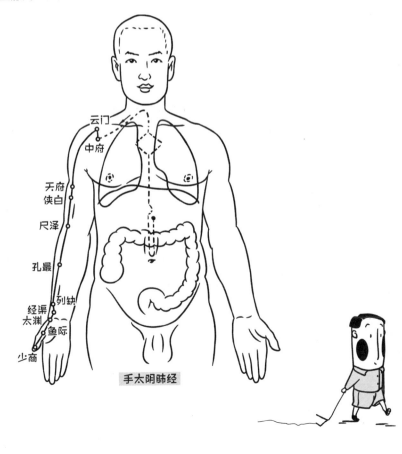

手太阴肺经

中，沿前臂内侧桡骨边缘进入寸口，经大鱼际部，至拇指桡侧尖端（少商）。

2 分支

从腕后（列缺）分出，前行至食指桡侧尖端（商阳），与手阳明大肠经相接。

3 联系脏腑

属肺，络大肠，通过横膈，并与胃、肾等有联系。

4 主治病候

主治咽喉、胸、肺部疾病，以及经脉循行位置的病症。如咳嗽、气喘、咳血、伤风、胸部胀满、咽喉肿痛、手臂内侧前缘痛、肩背部寒冷疼痛等病症。

手阳明大肠经

1 循行部位

手阳明大肠经起于食指桡侧尖端（商阳），沿食指桡侧上行，经过合谷（第一、二掌骨之间）进入两筋（拇长伸肌腱和拇短伸肌腱）之间，沿上肢外侧前缘，上行至肩前，经肩髃穴（肩峰部），过肩后，至项后与督脉的大椎穴（第七颈椎棘突下）处相会，前行内入足阳明经的缺盆穴（锁骨上窝），络于肺，下行通过横膈，属于大肠。

2 分支

从缺盆上行，经颈旁（天鼎、扶突）至面颊，入下齿

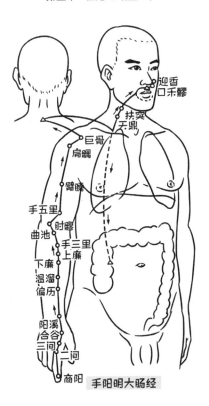

龈中，复返出来夹口角，通过足阳明胃经地仓穴，绕至上
唇鼻中央督脉的水沟穴（人中），左脉右行，右脉左行，分
别至鼻孔两旁（迎香），与足阳明胃经相接。

3 联系脏腑

属大肠，络肺，并与胃有直接联系。

4 主治病候

主治头面部、五官、咽喉等疾病，热病及经脉循行位置的
病症。如腹痛、肠鸣、泄泻、便秘、痢疾、咽喉肿痛、齿痛、
鼻流清涕或出血以及本经循行位置疼痛热肿或寒冷等病症。

足阳明胃经

1 **循行部位**

　　足阳明胃经起于鼻翼两侧（迎香），上行至鼻根部，旁行入眼内角会足太阳膀胱经（睛明），向下沿鼻的外侧（承泣、四白），进入上齿龈内，复出绕过口角左右相交于颏唇

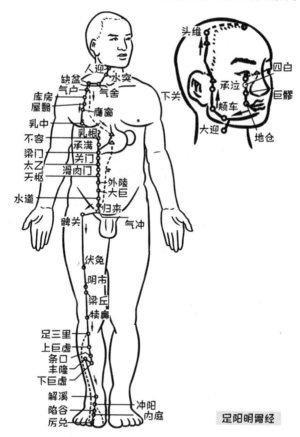

足阳明胃经

沟（承浆），再向后沿着下颌出大迎穴，沿下颌角（颊车），上行耳前，经颧弓上行，沿着前发际，到达前额（神庭）。

2 分支

面部分支：从大迎穴前方下行到人迎穴，沿喉咙旁进入缺盆，向下通过横膈，属于胃（会任脉的上脘、中脘），络于脾。

缺盆部直行脉：从缺盆下行，沿乳中线下行，夹脐两旁（沿中线旁开二寸），进入少腹两侧（气冲）。

胃下口分支：从胃下口幽门处附近分出，沿腹腔深层，下行至气冲穴，与来自缺盆的直行脉会合于气冲。再由此斜向下行到大腿前侧（髀关）；沿下肢外侧前缘，经过膝盖，沿胫骨外侧前缘下行至足背，进入第二足趾外侧（厉兑）。

胫部分支：从膝下三寸足三里分出，下行至第三足趾外侧端。

足背分支：从足背（冲阳）分出，进入足大趾内侧（隐白），与足太阴脾经相接。

3 联系脏腑

属胃，络脾，并与心、小肠有直接联系。

4 主治病候

主治胃肠病，头面、五官病，神志病及经脉循行所经过部位的病症，如肠鸣腹泻、水肿、胃痛、咽喉肿痛、呕吐、口渴、消谷善饥、鼻衄、热病、癫狂痫以及本经所经过部位的疼痛等病症。

足太阴脾经

1 循行部位

　　足太阴脾经起于足大趾内侧端（隐白），沿足内侧赤白肉际上行，经内踝前面（商丘），上小腿内侧，沿胫骨后缘

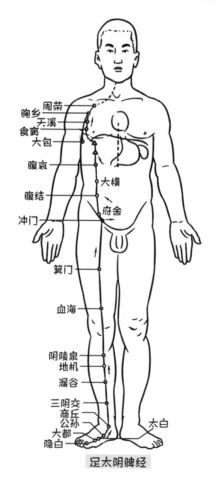

胸乡　周荣
食窦　天溪
　　　大包
腹哀
　　　大横
腹结
　　　府舍
冲门

箕门

血海

阴陵泉
地机
漏谷
三阴交
商丘　　太白
公孙
大都
隐白

足太阴脾经

上行，至内踝上八寸处（漏谷），走出足厥阴肝经前面，经膝股内侧前缘至冲门穴，进入腹部，属脾络胃，向上通过横膈，夹食管旁（络大包，会中府），连于舌根，散于舌下。

2 分支

从胃部分出，向上通过横膈，于任脉的膻中穴处注入心中，与手少阴心经相接。

3 联系脏腑

属脾，络胃，并与心、肺等有直接联系。

4 主治病候

主治脾胃病、妇科病、前阴病及经脉循行位置的病症。如胃脘痛、食欲不振、呕吐嗳气、腹胀便溏、黄疸、身重无力、舌根强痛、下肢内侧肿胀、厥冷等病症。

手少阴心经

1 循行部位

手少阴心经起于心中，出属于"心系"（心与其他脏器相联系的部位），向下通过横膈至任脉的下脘附近，络小肠。

2 分支

心系向上的分支：从心系上行，夹咽喉，经颈、颜面深部联系于"目系"（又名眼系、目本，是眼球内连于脑的部位）。

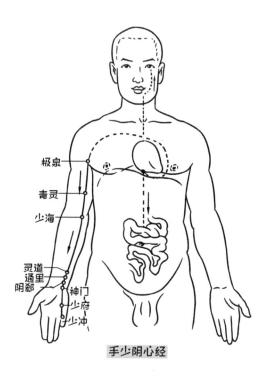

手少阴心经

心系直行的分支：复从心系，上行于肺部，再向下出于腋窝下（极泉），沿上臂内侧后缘，行于手太阴、手厥阴经之后，下向肘内（少海），沿前臂内侧后缘至腕部尺侧（神门），进入掌内后缘（少府），沿小指的桡侧出于末端（少冲），交于手太阳小肠经。

3 联系脏腑

属心，络小肠，与肺、脾、肝、肾有联系。

4 主治病候

主治心、胸、神志病以及经脉循行位置的病症。如心痛、咽干、口渴、目黄、胁痛、上臂内侧痛、手心发热等病症。

手太阳小肠经

1 循行部位

手太阳小肠经起于小指尺侧端（少泽），沿手掌尺侧，直上过腕部外侧（阳谷），沿前臂外侧后缘上行，经尺骨鹰嘴与肱骨内上髁之间（小海），沿上臂外侧后缘，出于肩关节后面（肩贞），绕行于肩胛冈上窝（肩中俞）以后，交会于督脉之大椎穴，从大椎向前经足阳明经的缺盆，进入胸部深层，下行至任脉的膻中穴处，络于心，再沿食道通过横膈，到达胃部，直属小肠。

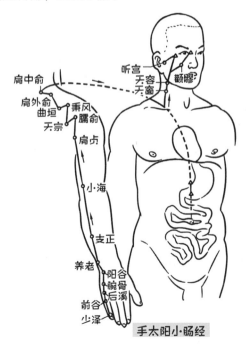

手太阳小·肠经

2 分支

缺盆分支：从缺盆沿着颈部向上至面颊部（颧髎），上至外眼角，折入耳中（听宫）。

颊部分支：从颊部，斜向目眶下缘，直达鼻根，进入内眼角（睛明），与足太阳膀胱经相接。

3 联系脏腑

属小肠，络心，与胃有联系。

4 主治病候

主治头、项、耳、目、咽喉病，热病，神志病以及经脉循行位置的病症。如少腹痛、耳鸣、耳聋、目黄、颊肿、咽喉肿痛、肩臂外侧后缘痛等病症。

足太阳膀胱经

1 循行部位

足太阳膀胱经起于内眼角（睛明），上过额部，直至颠顶，交会于督脉的百会穴。

2 分支

颠顶部的分支：从颠顶（百会）分出，至耳上角。

颠顶向后直行分支：从颠顶下行至脑户，入颅内络脑，复返出来下行项后（天柱）。

下分为两支：其一，沿肩胛内侧（大杼）始，夹脊柱两旁，下行至腰部，进入脊旁筋肉，络于肾，下属膀胱，再

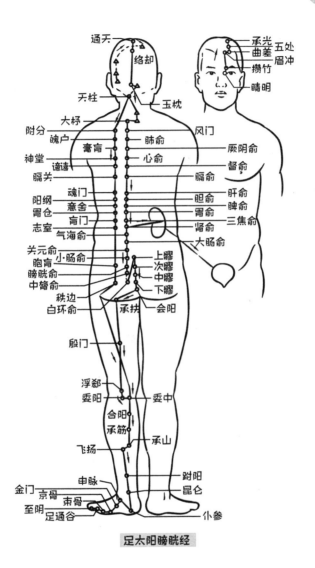

足太阳膀胱经

从腰中分出下行，夹脊旁，通于臀部，经大腿后面，进入腘窝中。其二，从肩胛内侧分别下行，通过肩胛，沿背中线旁三寸下行，过臀部，经过髋关节部（环跳），沿大腿外侧后边下行，会合于腘窝中，向下通过腓肠肌，经外踝后面（昆仑），在足跟部折向前，经足背外侧至足小趾外侧端（至阴），与足少阴肾经相接。

3 联系脏腑

属膀胱，络肾，与心、脑有联系。

4 主治病候

主治头面、项背、下肢部病症以及神志病，脏腑病等。如眼疾，眉棱骨痛，头痛，头晕，癫狂，项、背、腰、臀及下肢后侧疼痛等，其中背部的背俞穴主治相应脏腑及组织器官病症。

足少阴肾经

1 循行部位

足少阴肾经起于足小趾下，斜向于足心（涌泉），出于舟骨粗隆下（然骨），经内踝后进入足跟，再向上沿小腿内侧后缘上行，出腘窝内侧，直至大腿内侧后缘，入脊内，穿过脊柱，属肾，络膀胱。

2 分支

腰部的直行分支：从肾上行，通过肝脏，上经横膈，进入肺中，沿喉咙，上至舌根两侧。

肺部的分支：从肺中分出，络于心，流注于胸中（膻中），与手厥阴心包经相接。

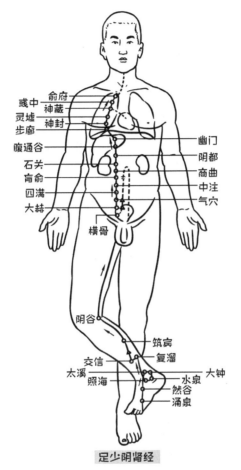

足少阴肾经

3 联系脏腑

属肾，络膀胱，与肝、肺、心有直接联系。

4 主治病候

主治妇科病，前阴病，肾、肺、咽喉病及经脉循行位置的病症。如咳血、气喘、咽喉肿痛、水肿、大便秘结、泄泻、腰痛、脊股内后侧痛、痿弱无力、足心热等病症。

手厥阴心包经

1 循行部位

手厥阴心包经起于胸中，出属于心包络，通过横膈，依次循序下行，通过胸部、上腹、下腹，联络三焦。

2 分支

胸部分支： 从胸中出于胁部，经腋下三寸处（天池），上行至腋窝，沿上肢内侧，于手太阴、手少阴之间，直至肘中，下向前臂，走两筋（桡侧腕屈肌腱与掌长肌腱）之间，过腕部，入掌心（劳宫），到达中指桡侧末端（中冲）。

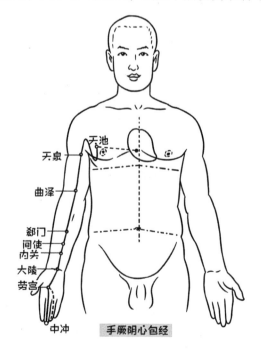

手厥阴心包经

掌中分支：从掌中（劳宫）分出，沿着无名指尺侧至指端（关冲），与手少阳三焦经相接。

3 联系脏腑

属心包，络三焦。

4 主治病候

主治心、胸、胃、神志病以及经脉循行位置的病症。如心痛、胸闷、心悸、心烦、癫狂、腋肿、肘臂挛急、掌心发热等病症。

手少阳三焦经

1 循行部位

手少阳三焦经起于无名指尺侧端（关冲），沿无名指尺侧缘，上过手背，出于前臂伸侧两骨（尺骨、桡骨）之间，直上穿过肘部，沿上臂外侧，上行至肩部，交出足少阳经的后面，进入缺盆，于任脉的膻中穴处散络于心包，向下通过横膈广泛遍属三焦。

2 分支

胸中分支：从膻中穴分出，向上走出缺盆，至项后与督脉的大椎穴交会，上走至项部，沿耳后（翳风）上行至耳上方，再屈曲向下走向面颊部，至眼眶下（颧髎）。

耳部分支：从耳后（翳风）分出，进入耳中，出走耳前（过听宫、耳门等穴），经过上关穴前，在面颊部与前一分支相交。上行至眼外角，与足少阳胆经相接。

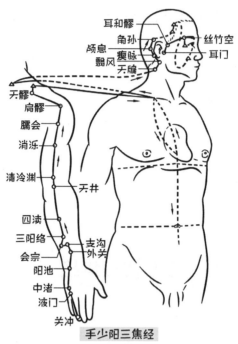

耳和髎
角孙
丝竹空
颅息
瘈脉
耳门
翳风
天髎
天髎
肩髎
臑会
消泺
清冷渊
天井
四渎
三阳络
支沟
会宗
外关
阳池
中渚
液门
关冲

手少阳三焦经

3 **联系脏腑**

　　属三焦，络心包。

4 **主治病候**

　　主治侧头、耳、目、胸胁、咽喉病，热病以及经脉循行位置的病症。如腹胀，水肿，遗尿，小便不利，耳聋，耳鸣，咽喉肿痛，目赤肿痛，颊肿，耳后、肩臂肘后外侧疼痛等病症。

足少阳胆经

1 **循行部位**

　　足少阳胆经起于眼外角（瞳子髎），向上到达额角部，

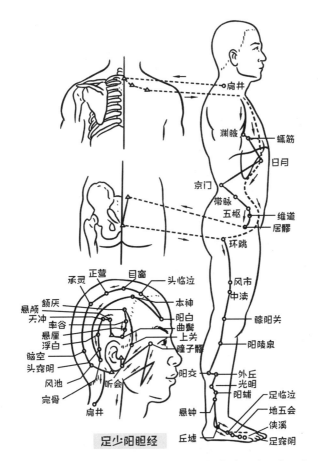

足少阳胆经

下行至耳后（完骨），外折向上行，经额部至眉上（阳白），复返向耳后（风池），再沿颈部侧面行于少阳三焦经之前，至肩上退后，交出于少阳三焦经之后，行入缺盆部。

2 分支

耳部分支：从耳后（完骨）分出，经手少阳的翳风穴进入耳中，过手太阳经的听宫穴，出走耳前，至眼外角的后方。

眼外角分支：从眼外角分出，下行至下颌部足阳明经的大迎穴附近，与手少阳经分布于面颊部的支脉相合，其经脉向下覆盖于颊车穴部，下行颈部，与前脉会合于缺盆后，下入胸中，穿过横膈，络肝，属胆，沿胁里浅出气街（腹股沟动脉处），绕阴部毛际，横向进入髋关节部（环跳）。

缺盆部直行分支：从缺盆分出，向下至腋窝，沿胸侧部，经过季胁，下行至髋关节部（环跳）与前脉会合，再向下沿大腿外侧，出膝关节外侧，行于腓骨前面，直下至腓骨下段，浅出外踝之前，沿足背外侧进入第四足趾外侧端（足窍阴）。

足背分支：从足背（足临泣）分出，沿第一、二趾骨间，出趾端，回转来通过爪甲，出于趾背毫毛部，接足厥阴肝经。

3 联系脏腑

属胆，络肝，与心有联系。

4 主治病候

主治头、耳、目、咽喉、神志、热病和经脉循行所经过部位的疾病，如头痛，头晕，耳鸣，耳聋，目眩，目外眦痛，咽干，口苦，咽喉肿痛，惊悸，怔忡，寒热往来，疟疾，黄疸，缺盆中痛，腋下肿，胸胁痛，下肢外侧痛等。

足厥阴肝经

1 循行部位

足厥阴肝经起于足大趾爪甲后丛毛处（大敦），沿足背

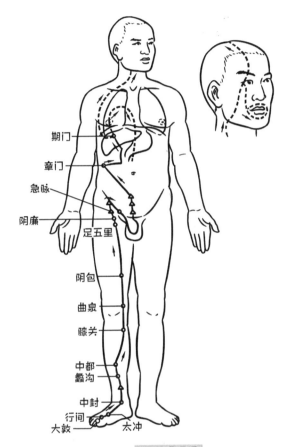

期门
章门
急脉
阴廉
足五里
阴包
曲泉
膝关
中都
蠡沟
中封
行间
大敦
太冲

足厥阴肝经

内侧向上，经过内踝前（中封），上行小腿内侧，经过足太阴脾经的三阴交，至内踝上八寸处交出于足太阴脾经的后面，至膝内侧（曲泉），沿大腿内侧，进入阴毛中，环绕过阴部，至小腹，挟胃两旁，属肝，络胆，向上通过横膈，分布于胁肋部，沿气管之后，向上进入鼻咽部，连接目系（眼球联系脑的部位），上经前额到达巅顶与督脉交会。

2 分支

目系分支：从目系走向面颊的深层，下行环绕口唇之内。

肝部分支：从肝分出，穿过横膈，向上流注于肺，交于手太阴肺经。

3 联系脏腑

属肝，络胆，与肺、胃、肾、脑有联系。

4 主治病候

主治肝病，妇科病，前阴病及经脉循行位置的病症。如腰痛、胸满、呃逆、遗尿、小便不利、疝气、少腹疼痛等病症。

督脉

1 循行部位

督脉起于小腹内，下出会阴，向后至尾骶部的长强穴，沿脊柱上行，经项部至风府穴，进入脑内，属脑，沿头部正中线，上至颠顶的百会穴，经前额下行鼻柱至鼻尖的素髎穴，过人中，至上齿正中的龈交穴。

2 分支

第一支：与冲、任二脉同起于胞中，出于会阴部，在尾骨端与足少阴肾经、足太阳膀胱经的脉气会合，贯脊，属肾。

第二支：从小腹直上贯脐，向上贯心，至咽喉与冲、任

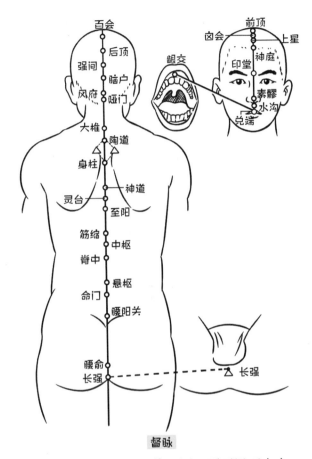

督脉

二脉相会合，到下颌部，环绕口唇，至两目下中央。

第三支：与足太阳膀胱经同起于眼内角，上行至前额，于颠顶交会，入络于脑，再别出下项，沿肩胛骨内，脊柱两旁，到达腰中，进入脊柱两侧的肌肉，与肾脏相联络。

3 生理功能

（1）**调节阳经气血，为"阳脉之海"**：督脉循身之背，背为阳，说明督脉对全身阳经脉气具有统率、督促的作用。

另外，六条阳经都与督脉交会于大椎穴，督脉对阳经有调节作用，故有"总督一身阳经"之说。

（2）**反映脑、肾及脊髓的功能**：督脉属脑，络肾。肾生髓，脑为髓海。督脉与脑、肾、脊髓的关系十分密切。

（3）**主生殖功能**：督脉络肾，与肾气相通，肾主生殖，故督脉与生殖功能有关。

4 主治病候

主治神志病，热病，腰骶、背、头项局部病症及相应的内脏病症。如脊柱强痛、角弓反张等病症。

任脉

1 循行部位

任脉起于胞中，下出于会阴，经阴阜，沿腹部正中线上行，经咽喉部（天突），到达下唇内，左右分行，环绕口唇，交会于督脉之龈交穴，再分别通过鼻翼两旁，上至眼眶下（承泣），交于足阳明经。

2 分支

由胞中贯脊，向上循行于背部。

3 生理功能

（1）**调节阴经气血，为"阴脉之海"**：任脉循行于腹部正中，腹为阴，说明任脉对一身阴经脉气具有总揽、总任的作用。另外，足三阴经在小腹与任脉相交，手三阴经借足

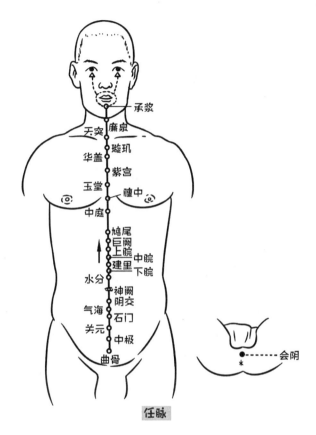

任脉

三阴经与任脉相通，因此任脉对阴经气血有调节作用，故有"总任诸阴"之说。

（2）**调节月经，妊养胎儿**：任脉起于胞中，具有调节月经，促进女子生殖功能的作用，故有"任主胞胎"之说。

4 主治病候

主治腹、胸、颈、头面部的局部病症及相应的内脏器官疾病，少数腧穴可治疗神志病或有强壮作用。如疝气、带下、腹中结块等病症。

附 科学食疗，了解食物的性质与分类

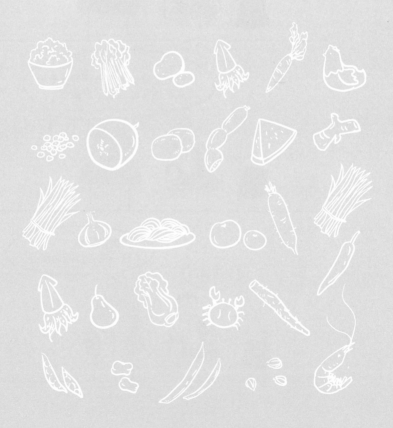

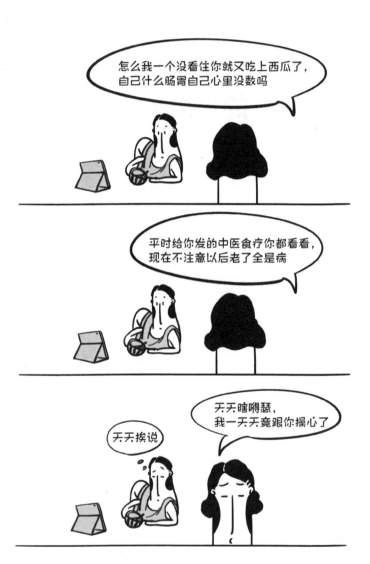

食物的性味——五味

中医将味道分为酸味、苦味、甘味、辛味和咸味五种，它们各自有其特点和功能。

酸味 有收缩筋骨，减少汗液和尿液的排出等作用。对多汗、尿频、腹泻、流涕不止等病症有很好的效果。

苦味 有排出体内过多的热量和水分的作用。对治疗发热、便秘、胃胀等有效。

甘味 即甜味，有滋养、强壮身体，缓和疼痛的作用。疲劳或胃痛时不妨一试。

辛味 有促进气血流畅、消除阻滞的功能。在感冒初期或食欲不振时可以发挥其疗效。

咸味 有软化坚硬之物、消除结节等作用，对便秘和肩颈疼痛有疗效。

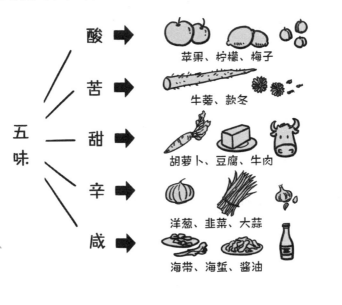

五味

酸 ➡ 苹果、柠檬、梅子

苦 ➡ 牛蒡、款冬

甜 ➡ 胡萝卜、豆腐、牛肉

辛 ➡ 洋葱、韭菜、大蒜

咸 ➡ 海带、海蜇、酱油

此外，五味是基于五行理论而产生的，故与五脏中肝、心、脾、肺、肾有一一对应的关系，五味还具有调节相应脏腑功能的作用。

○**平性** 既没有温煦身体的作用，又没有使身体变凉作用的食物的性质被称为平性。

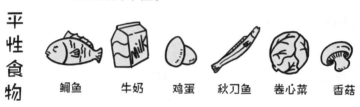

平性食物　　鲷鱼　　牛奶　　鸡蛋　　秋刀鱼　　卷心菜　　香菇

食物的分类

中医有"药食同源"之说。要想使身体健康，提高自身免疫力，当然不能缺少食物的摄入。利用食物的不同功效，改善各种身体不佳状态，以及疲劳难以恢复等未病状态，对疾病的预防起很重要的作用。利用每天的食物来改善身体失调的状态，维持健康的做法被称为食疗养生。

食物分为能温煦身体和冷却身体两种。这种性质被称为食物的"性"。与生药相同，食物也从温煦作用较强的性质开始，依次分为热性、温性、凉性、寒性四种，再加上平性，合称为"五性"。

在实际生活中，只知道大致的温煦身体和冷却身体两种作用就足够了。例如，食用辣椒、生姜等食物后身体会发热、出汗，从经验上我们就已经知道了此类食物属于具有温煦身体作用的温热性食物，一般可以促进血液循环，提高身体的各种功能。

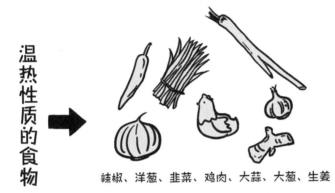

温热性质的食物 ➡ 辣椒、洋葱、韭菜、鸡肉、大蒜、大葱、生姜

另外，夏天食用的蔬菜，如冬瓜、黄瓜等属于能够使身体降温的食物，这些寒凉性质的食物还具有滋润身体、解除身体内毒素的作用。

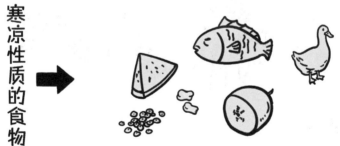

寒凉性质的食物 ➡ 西瓜、绿豆、薏米、鱼肉、冬瓜、鸭肉

总之，在寒冷的季节或自觉怕凉的人应该多吃温热性质的食物。相反，在炎热的季节或是发热、上火的人宜多吃寒凉性质的食物。

掌握食疗方法

选择时令食物

中医学认为，人生活在自然环境中，是自然环境的一部分。因此，选择食物时，如果能参考季节的变化或气候等因素，就能够有利于健康。

1 春季适宜的食物

春季气温渐渐升高，草木开始发芽，是万物能量逐渐催生的季节。在春季，应该使体内气流顺畅，让身体的能量随季节逐渐增加。因此，尽量多吃促进气流运行顺畅的食物，调整体内气机是非常必要的。

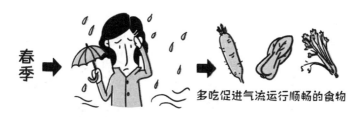

多吃促进气流运行顺畅的食物

2 夏季适宜的食物

炎热的夏季非常容易使人疲劳，因此有效地控制体内的热量，调整与外界的平衡关系是很重要的。在夏季，虽然应该尽量吃使身体降温的食物，但是不宜过多食用冷饮、凉面和生的食物。如果因为热而多吃了生冷食物，会直接损伤胃肠，增加胃肠的负担，反而使身体更容易疲劳。

因此，夏天应该适当选择能降温的食材，经过烹调后再食用，尽量避免伤害脾胃。另外，夏天还是一个湿气比较重的季节，因而多吃具有除痰湿、利尿作用的食物对身体也非常有利。

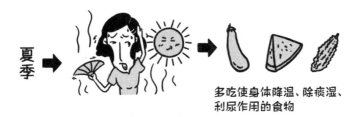

多吃使身体降温、除痰湿、利尿作用的食物

3 秋季适宜的食物

从秋季过渡到冬季是一个气温逐渐下降，空气变得干燥的过程。在这个季节里，喜润恶燥的肺脏功能下降，非常容易患上感冒等疾病。因此调节身体状态，补充体内阴液是十分必要的。秋季应该尽量多吃补阴、具有滋润身体作用的食物。

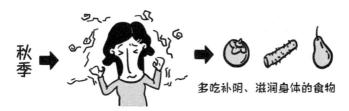

多吃补阴、滋润身体的食物

4 冬季适宜的食物

严寒的冬季，由于外界环境较冷，容易引起身体各种失调。因此，温煦身体非常重要，应该尽量食用具有温煦身体的食物，预防着凉、受寒等疾病的出现。

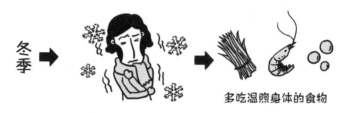

冬季 → 多吃温煦身体的食物

人们所吃的大多数食物也同人类一样是一种生物。也就是说，食物内部也有气在运行流动。非人工的、在自然环境中生长的时令蔬菜，充分受到太阳的照射，蔬菜内部饱含气。因此，多吃时令蔬菜可以充分摄取具有生命力的气。此外，也应该尽量选择时令季节的水产品和水果。

用食物改善体质

1 阳虚体质

阳虚体质是温煦身体、维持身体生命活动的阳气不足所导致的身体状态，包括肾阳虚、脾阳虚等，表现为手脚发凉、寒证等。此类人比较适宜食用温煦身体的热性食物，如韭菜、辣椒、生姜、大蒜、虾、羊肉、鸡肉等。

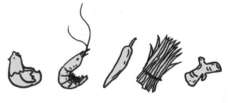

阳虚体质
（怕冷）

宜食鸡肉、虾、辣椒、韭菜、生姜

2 阴虚体质

阴虚体质是减少身体热量、滋润身体的阴液不足的身体状态，包括津液不足等，表现为发热、上火等症状。这一类型的人适合食用白菜、山药、螃蟹、鱿鱼、海蜇、梨、葡萄等能够使身体降温的食物。

阴虚体质
（发热、上火）

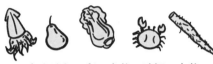

宜食鱿鱼、梨、白菜、螃蟹、山药

3 气血两虚体质

气血两虚体质是一种气和血都不足的身体状态，表现为容易疲劳、目眩等症状。补气一般可以选择糯米、胡萝卜、土豆、豆腐、肉类等。补血的食物有菠菜、胡萝卜、鱿鱼和羊肉等。

气血两虚体质
（易疲劳）

宜食糯米、菠菜、土豆、鱿鱼、胡萝卜

4 气滞血瘀体质

气滞血瘀体质是一种气血运行较差，容易产生焦躁不安情绪，身体经常出现疼痛的体质类型。为使气流顺畅，可以选择荞麦面、萝卜和橘子等食物。如果想要改善血液循环，推荐选择大蒜、韭菜、木耳和醋等食物。

气滞血瘀体质
（疼痛、焦躁）

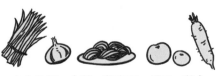

宜食韭菜、大蒜、荞麦面、橘子、萝卜

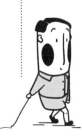

5 脾虚湿困体质

脾虚湿困体质的人一般津液和脂肪的代谢较差，体形较胖，容易出现浮肿。此类人适宜食用能够提高脾的运化功能、促进津液代谢的薏米、蚕豆、扁豆、豌豆等食物。

脾虚湿困体质
（浮肿）

宜食扁豆、薏仁、豌豆、蚕豆

6 湿热体质

湿热体质是体内的湿气和多余的热量结合在一起的体质。此类人一般有怕热、常出现粉刺、身体较胖等表现。食用红豆、西瓜、猕猴桃、莲藕、冬瓜等，可以使多余的水分排出，消除多余热量，改善体质。

湿热体质
（怕热、肥胖）

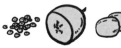

宜食红豆、冬瓜、猕猴桃、莲藕、西瓜

摄取适合身体的食物

养生的基本原则是避免食用不利于身体健康的食物。常年的饮食习惯造就了一个人的体质，往往也成为症状出现的根本原因。

寒证患者也许正是常常吃生冷食物或大量饮用冷饮的人，相反，有些容易上火的人也十分喜欢热性的肉类、酒类等。诸如上述情况，应该在积极摄取对身体有益的食物的同时，尽量避免食用不适合体质的食物。另外，即使同样具有发冷症状，也要根据疾病类型的不同，而选择不同的食物。

1 阳虚型

由于身体阳气不足所导致。需要选择补益身体阳气的食物来增加温煦身体的力量。如大葱、生姜、虾、羊肉、鸡肉等。

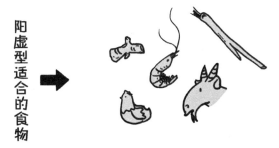

阳虚型适合的食物 ➡

2 气滞型

由于气的流通出现障碍，导致气流不能顺利到达身体末梢而引起的。需要选择促进气的运行以及补血的食物，调整气机流通来改善寒证。如芹菜、萝卜、山楂、鱿鱼等。

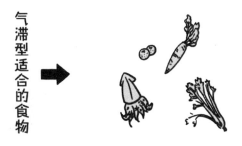

气滞型适合的食物 ➡

内 容 提 要

　　中医学是中华民族伟大宝库的重要组成部分，有悠久的历史和优良的疗效。本书从中医基础知识入手，分别介绍了中医的基础理论、致病特点和诊断方法，中药，经络腧穴，食疗等内容，旨在帮助喜爱中医、想探究中医的人们能够轻松学中医。本书采用幽默生动、趣味十足的漫画图解方式，使内容通俗易懂、深入浅出，特别适合初学中医及中医爱好者阅读参考。

图书在版编目（CIP）数据

　　趣味中医入门／白极，李亚旗，张文征编著 . — 北京：中国医药科技出版社，2022.2

　　（漫画中医系列）

　　ISBN 978-7-5214-2747-9

　　Ⅰ . ①趣⋯　Ⅱ . ①白⋯ ②李⋯ ③张⋯　Ⅲ . ①中医学—普及读物　Ⅳ . ① R2–49

　　中国版本图书馆 CIP 数据核字（2021）第 217737 号

美术编辑　　陈君杞
版式设计　　也　在

出版　**中国健康传媒集团** | 中国医药科技出版社

地址　北京市海淀区文慧园北路甲 22 号

邮编　100082

电话　发行：010-62227427　邮购：010-62236938

网址　www.cmstp.com

规格　880×1230mm $^1/_{32}$

印张　6 $^5/_8$

字数　176 千字

版次　2022 年 2 月第 1 版

印次　2023 年 12 月第 3 次印刷

印刷　三河市万龙印装有限公司

经销　全国各地新华书店

书号　ISBN 978-7-5214-2747-9

定价　**45.00 元**

获取新书信息、投稿、为图书纠错，请扫码联系我们。